老中医

教你如何养好哮喘病

主　编　茆俊卿

副主编　张传名　赵永华

编　者（按姓氏笔画为序）

王福君　茆俊卿　杨青海　张　洁　张　蕾　张传名

陈　静　陈永昶　郑　鑫　赵　强　赵永华

湖南科学技术出版社

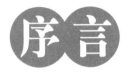

　　党的十八大以来，习近平总书记坚持以人民为中心的发展思想，亲自谋划、亲自推动"健康中国"建设，把人民健康放在优先发展的战略地位，多次强调"没有全民健康，就没有全面小康"。中医药是古代科学的瑰宝，在全方位、全周期保障人民健康，为实现中华民族伟大复兴的中国梦奠定健康基石方面具有独特优势，这一优势在新冠肺炎的防治过程中得到了充分体现。对于同属呼吸系统疾病的哮喘，中医药治疗也同样有其显著疗效。

　　哮喘，中医称为"哮证"，以呼吸急促，喉间哮鸣为主要特征，在我国有近五千万患者，覆盖各个年龄层人群，由于患病基数庞大且患病率逐年攀升，给个人身体健康、家庭幸福指数和实现全民健康造成了严重影响。哮喘病的早期症状不太明显，容易被忽视，或与其他病症混淆，延误对症治疗时机，致使病情加重后难以得到有效控制。关于哮喘，西医的主要治疗方式是使用激素类药物，包括吸入、注射等，不宜长期使用，停药后存在复发可能。中医则采取预防、治疗与调养相结合的模式，尤其在"未病先防"方面相比西医拥有明显优势，也更契合从"以治病为中心"向"以健康为中心"转变的理念。中医"简便廉验"的特点，更可以大大减轻个人与家庭在长期控制哮喘病上的经济负担。

　　本书作者茆俊卿精研呼吸系统疾病防治四十余载，临床经验十分丰富，是江苏省名中医，江苏省中医药学会肺系疾病专业委员会副主任委员，扬州市中医学会会长，她创制的"补肺止咳膏"获得国家专利授权，临床疗效显著。茆教授中医理论功底深厚，该书为其呕心之作，结合哮喘"肺、脾、肾三层次"学说与发作期的中医六个证型，系统而深入地阐述了哮喘的病因及发病机理、治疗方案，道明了养护及预防思路，清晰明了、通俗易懂。全书更是紧扣日常的衣、食、住、行，全面梳理出您平时可能不易察觉的细节，且有理论依据和对应措施，体现出作者的细致与周到。尤为可贵的是，本书并未仅作中医单一论调，而是辨证地将西医诊病精华吸纳和结合，更给书作内容增添了科学与严谨。

为了减少和避免哮喘病对您和家人健康的损害，请从此刻行动起来，翻开本书就是一个良好的开端，相信您一定会从中有所收获。最后，衷心祝愿您阖家康宁。

沈雨春

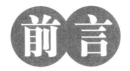

哮喘是全球最常见的慢性疾病之一，也是儿童期最常见的慢性疾病之一。哮喘是近年来十分引人关注的全球公共健康问题，同时也是临床上治疗比较困难的疾病之一。疾病的长期困扰，给患者家庭带来不幸，一些重症患者由此而丧失劳动力，甚至引起死亡。为了让哮喘患者及家属能够了解哮喘的一些有关衣、食、住、行以及治疗方面的知识，我们编写了这本《老中医教你如何养好哮喘病》，希望对读者能够有所帮助。只要大家共同努力，"哮喘是可以控制的"！

本书既适用于哮喘病患者及家属，也可供基层医务工作者参考使用。限于本人水平，错误难免，希望同仁及广大读者批评指正。

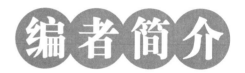
茆俊卿，女，1959 年 5 月出生，大学毕业后从事中医、中西医结合内科及呼吸内科临床工作 40 余年，曾先后在南京中医药大学硕士研究生班、上海瑞金医院呼吸内科、江苏省肿瘤医院肿瘤内科进修深造，擅长普通内科特别是呼吸系统疾病的诊治，尤其对支气管哮喘、慢性支气管炎、COPD、肺心病、肺癌、慢性咳嗽、肺间质纤维化等疾病的中医、中西医结合治疗有深入研究，对肿瘤术后、放疗后、化疗后、亚健康患者的调理以及纤维支气管镜检查、镜下治疗有着丰富的经验。创立了扬州市中医院呼吸内科并建成为扬州市中医重点专科和中医重点学科，江苏省中医重点专科。

2002 年被省卫生厅和中医管理局命名为江苏省名中医，扬州市政府授予 2005—2006 年度扬州市有突出贡献的中青年专家和优秀科技工作者。目前为扬州市主任中医师、教授、硕士研究生导师、江苏省名中医和江苏省中医重点专科学科带头人。现任江苏省中医学会常务理事、肺系专业委员会副主任委员，江苏省中西医结合学会呼吸专业委员会委员，江苏省西学中高级人才项目师承导师专家，扬州市中医学会会长。也是扬州市中医院第一、二、三中医师承教育指导老师，扬州市名师工作室及茆俊卿江苏省名老中医工作室领衔专家。

在国家及省级核心杂志上发表论文 30 余篇，主持、参加省市级科研立项课题 10 项，国家自然科学基金课题 2 项，获江苏省卫生厅科技进步引进奖二等奖 1 项，扬州市科技进步引进奖一等奖 1 项，获扬州市科技进步奖 7 项、优秀论文奖 2 项。主编科普著作一部，获 2009 年新中国成立 60 周年全国中医药科普著作三等奖，申请国家发明专利 1 项。

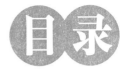

目录

CONTENTS

老中医教你如何养好哮喘病

第一篇

衣

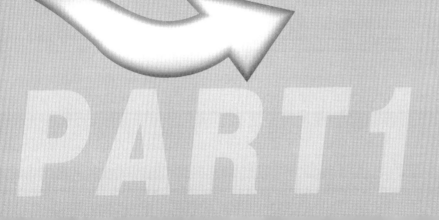

PART1

1

为什么要重视哮喘病人的适当的衣着？

衣着伴随人的一生，衣着如果不当，就会在不经意间成为哮喘病人的致病和诱发因素。支气管哮喘的发病原因错综复杂，除了病人本身的"遗传素质"、免疫状态、精神心理状态、内分泌因素外，还有诸多的因素综合作用。目前认为引起支气管哮喘的诸多因素分为致病因素和诱发因素两大类。致病因素是指引起支气管哮喘首次发作的因素，是引发支气管哮喘的主要病因，在支气管哮喘发生和发展中均起到重要的作用。现在已知的致病因素有遗传因素，有吸入性变应原如花粉、尘螨、霉菌、动物的皮毛等。诱发因素是指病人在已患有哮喘病的基础上诱发哮喘急性发作的因素，是每次哮喘发作的触发因素，在促使哮喘病情复发和进一步加重中起重要的作用。诱发因素主要有气候因素、运动和换气过度、精神情绪因素等。在上述两大类因素中的某些因素，既可导致哮喘病的发生，又在哮喘病的发展过程中起到重要作用。

随着现代科技的发展，我们的衣着已经不仅是一般的装饰和简单的御寒、避暑、调节体温的工具。现在衣着的选材范围更广，从自然物质到化纤产品，林林总总，不断推陈出新，衣着的色彩、式样更是千变万化。但是哮喘病人的衣着如果不随着气候的变化而适当变化，确保其发挥御寒避暑的作用，就会导致病人抵抗力下降而发病；如果病人衣着的材质选择不慎，衣服就会成为引起病人发病的致病原；如果衣着的色彩和式样不恰到好处，干扰病人的情绪，影响病人的心情，衣服就会成为病人发病的诱发因素；如果衣着的洗涤保存不当，造成霉菌等致病原大量孳生，又会让病人因为致敏而发作哮喘。以上这些都提醒我们衣着不当有可能会成为哮喘的致病因素和诱发因素，因此哮喘病人切莫轻视了适当的衣着。

2

哮喘病人的衣服适当的材质是什么？

有人说哮喘病人"挑衣服"，这的确不错。有的哮喘病人穿上某件衣服，哮喘立即发作，一旦脱下病情就会好转，这究竟是什么缘故呢？原来衣服的材质不同会对哮喘产生影响。衣服的材质大体上可分为天然纤维和人造纤维。天然纤维主要如棉、毛、丝，人造纤维主要是化纤的材料有涤纶、锦纶、丙纶，还有一些天然纤维与化学纤维合成的材料。这些衣服的材料对正常人来说影响不大，但是一旦碰上哮喘病人，就很有讲究。因为如果选择不当，衣服的材质就会成为引发哮喘病的致病因素或者诱发因素。

首先如果将动物的皮毛当作衣服的材质，因为动物的皮毛本身就是引起哮喘发作的变应原，一旦皮毛上身，皮屑被病人吸入，很快就会致病。其次皮毛和化纤都是不导电的绝缘物质，在干燥的环境里，都可以摩擦起电，发生放电现象，产生静电效应。静电效应对哮喘病人的影响主要有两个方面。一是静电有吸附作用，静电可以吸附大量的尘埃，吸附的尘埃中可以含有多种病毒、细菌和其他有害物质，这些与哮喘病人接触都可以引起哮喘发作。二是静电环境可以直接让病人心情烦躁、头晕、胸闷、鼻咽不适、引发哮喘。因此哮喘病人衣服的取材要力求避免化纤和皮毛类材料，而纯棉织品才是适当的衣服材质。

3

哮喘病人为什么不宜穿着皮毛羽绒类的衣服？

随着人民生活水平的提高和现代科技进步，服饰加工技术的不断提升，皮毛羽绒类的衣服把人们装饰得千姿百态。可是哮喘病人却与此类衣服无缘。好多哮喘病人一碰上皮毛羽绒就会发作哮喘，痛苦不堪，不得不忍痛割爱，这是什么原因呢，原来这全是"吸入性变应原"在作怪。引起支气管哮喘的致病因素中，"吸入性变应原"是极其重要的因素之一。

变应原是引起支气管哮喘的发病和发展的重要因素。引起支气管哮喘的变应原主要是吸入性变应原。吸入性变应原依靠空气传播，是生活环境中的抗原物质，其构成成分是蛋白质。变应原吸入气管后沉积于气管黏膜上，通过全身及局部的免疫反应而引起气管反应性炎症。吸入性变应原引起气管变应性炎症，分致敏和致炎两个阶段。变应性病人长期接触并吸入环境中的某种变应原时，在不知不觉中就可以产生致敏，此时机体即可对这种变应原呈敏感状态。当变应原浓度较高且病人的特应性素质较明显时，几个月的接触足可致敏，这种致敏期可长达数年，甚至数十年。

吸入性变应原虽然种类较多，但是动物的皮毛是导致支气管哮喘的主要致敏原之一。这就是哮喘病人穿上皮毛羽绒类的衣服很容易发病的原因，因此哮喘病人不宜穿着皮毛羽绒类的衣服。

4

哮喘病人为什么不能小视饰物的选择?

爱美之心人皆有之。看到其他的女孩胸前时髦的饰物,将其装扮得更加出彩,很多哮喘病人特别是年轻女性病人也禁不住诱惑,变换起了胸前的装饰。当她选择一件由动物皮毛制成的小巧可爱的挂件,忍不住挂在襟前时,很可能会莫名其妙地引发起哮喘。到医院一就诊,医生帮她找出了发病缘由,原来就是"皮毛挂件"惹的祸。"皮毛挂件"是由动物皮毛制成的,正如上一问题中讲述的,当然可以成为哮喘发作的致病源。因此哮喘病人在选择饰物时千万要当心,帽子、手套、胸花一定要选择适当的材质,力求避开皮毛羽绒,对于哮喘病人,饰物的选择真正不可小视。

5

哮喘病人的衣物如何储存?

由于霉菌是引发过敏性哮喘的重要的变应原,因此哮喘病人的衣服就应当十分重视防霉储存。

年分四季,冷暖交替,人们是总要更换四季的衣服,更换的衣服如果储存不当,会因受潮而霉变。合理的存放方法不仅可以延长衣服的穿用寿命,更可以防止衣服霉变,避免给哮喘病人带来"灾难"。哮喘病人的衣服的储存应当注意以下几点:

(1)更换下的衣服,一定要认真地用适当的洗涤剂清洗,把油渍、汗斑彻底清理干净,切不能把衣服只"过清水"。

(2)清洗后的衣服要置于日光下充分晒干,以达到紫外线消毒的目的。厚重的衣服不仅要晾晒正面,还要晾晒反面,以达到彻底消毒的目的。

(3)事先将存放衣服的箱柜整理清爽,保持干燥,如用抹布擦拭一遍,然后尽量置于太阳下晒一晒,并且用干净的纸或不穿的旧衣服作铺垫。

(4)可以用樟脑丸防霉。樟脑丸先用纸包成纸团,然后置于衣服口袋内和衣柜的四角。储存的衣服换季穿着前,先将衣服置放于通风处,将樟脑味挥发干净。

（5）南方梅雨季节，千万不要洗涤储存需要换季的衣服。如果在梅雨季节洗换季的衣服，一定要在雨季后再度清洗晾晒一次，排除潮气然后再存放。

6

哮喘病人为什么要勤换洗衣服？

哮喘病人尤其要注意要勤换洗衣服，主要是防止一些吸入性变应原附着在衣服上，让病人吸入发病。吸入性变应原种类较多，目前已知的就达3000多种，常见的有：花粉、尘螨、尘土、霉菌、动物皮毛、某些昆虫的脱屑和代谢产物的附着。另一方面人体产生的汗渍油垢会成为病毒细菌的培养基，导致病毒和细菌的滋生。而这些病毒和细菌或可以直接引发呼吸道炎症、导致气道黏膜损伤，或可以直接引起气道的变原性反应。因此衣服穿的时间越长，引发哮喘的危险性就越大，所以哮喘病人必须勤换洗衣服，消除哮喘发作的隐患。一般来说夏天的衣服要天天换洗，春秋的内衣也要一天一换，秋冬的外衣换洗间隔不能超过一周。棉衣要经常晾晒，并且注意晒后拍打以消除积存的灰尘，哮喘病人切记不要忘了衣服勤换洗，棉服常晾晒。

7

哮喘病人洗涤衣物要注意什么？

为了防止洗涤剂残留对哮喘病人产生影响，哮喘病人洗涤衣物时要注意洗涤剂的选择。

哮喘病人洗涤衣物的洗涤剂怎样进行选择呢？我们常用的洗涤剂已经从皂角到肥皂到洗衣粉再到洗衣液。皂角是天然高效的活性洗涤剂，皂角的主要成分是皂角皂苷，它含有生物碱，除了能强力去污，还具有保健和杀菌的功能，而且洗涤无腐蚀。

洗衣粉曾是洗衣服的主角，但是使用过程中不宜溶解，不宜清洗，且残留可导致皮肤的过敏和衣服的损伤。

洗衣液技术含量高，去污能力强，能渗入衣服纤维发挥洗涤的作用，去污更彻底。市场上常见的洗衣液一般分三种：普通洗衣液、高效洗衣液、概念型洗衣液。概念型洗衣液具有一些特殊的功能，如杀菌消毒、柔软衣物、不损伤皮肤。

老中医教你如何养好哮喘病

还有婴儿专用洗衣液，洗衣液能完全溶解，pH 显中性，不会污染环境。

因此哮喘病人的衣物洗涤，最好选择天然的皂角和洗衣液，特别是具有杀菌消毒功能的洗衣液。另外洗涤之后别忘了用清水将衣物漂洗干净。

8 哮喘病人的衣物为什么要多见阳光？

哮喘病人的衣物多见阳光，有助于减少衣服被细菌和病毒污染，从而减少哮喘发作的机会。

太阳普照大地，它能直接给照射的物体带来热量，蒸发掉晾晒的衣服的水汽，防止衣服滋生霉菌。

太阳光还有强烈的杀菌消毒的作用。太阳光是一种电磁波，分为可见光和不可见光，其中紫外线属于不可见光。紫外线虽然是不可见光，但是它却有特殊的作用。早在 1878 年人类就发现了紫外线的这种特殊作用，当紫外线照射到病毒或细菌后，病毒和细菌的细胞内核蛋白和核糖核酸强烈吸收紫外线的能量，它们之间的链被打开断裂，从而使细菌和病毒死亡，从而对衣服起到消毒杀菌的作用，减少了病人哮喘发作的机会。太阳光的这种消毒杀菌的作用，不仅比加热和加药消毒方便、价廉，更可以减少环境的二次污染，是最经济环保的消毒方法。现在你该懂得哮喘病人的衣物为什么要多见阳光了吧。

9 哮喘病人换季时如何选择衣着？

长期的反复观察证明，气候对于哮喘病人有很大的影响。特别是温差变化较大的时候，气候可以成为诱发哮喘的一种重要的因素。因此哮喘病人换季的时候一定要选择好适当的衣着。选择换季的衣着，哮喘病人首先要讲究"春捂秋冻"。所谓"春捂"就是指在春天不要忙于减少衣服，既是顺应阳气生发的养生需要，也是为了保暖防寒，避免病毒细菌的感染。而"秋冻"则是指在秋天不要急于添加衣服。春秋季节气温变化大，或热或冷，或雨或雪，气候状况说变就变。而哮喘病人大多体质较差，一时难以适应这种多变的气候与气温。而且秋冬两季本来就是哮喘的多发季节，一旦受到感冒的侵扰，就容易引起哮喘发作。

"春捂秋冻"尤其要注意儿童病人，儿童生性好动，春秋两季，穿多了易出汗招致着凉，穿少了又生怕染病，左右为难之际，家长和老师要多费心。春季要注意让孩子多穿点捂一捂，秋季则要有意识地让患儿经常冻一冻，使身体的耐寒能力增强。另外，对于病人夏、冬两季也要注意衣着的适当，夏季气候闷热湿度大，病人的衣服一定要选择宽大吸汗透气的棉质衣服，冬季的衣服则要轻柔保暖，防风防寒。

10 哮喘患儿如何选择衣着？

许多哮喘患儿遇冷易发哮喘，但衣服并不是穿得越多越好。由于许多家长认为哮喘患儿应当多穿衣服以免着凉，有些家长一见孩子打喷嚏、流鼻涕，就认为是冷的缘故而不断增加患儿衣服。其实这是一种被动的保护措施。国内外许多专家认为哮喘儿童应从夏季开始，并且在医生的指导下，有计划、有系统地进行耐寒锻炼，以增加机体对寒冷的适应能力。具体措施是有计划地少穿衣服，适当接触冷水（游泳、冷水浴或冷水洗脸），每日进行晨跑等，计划应在哮喘缓解期进行，要循序渐进，以不引起过度寒冷为宜。经过几个月的耐寒锻炼可以使患儿到冬季不再怕冷了，哮喘发作的次数也会减少。实际上对于大多数哮喘患儿来说，他们的身体并不怕冷，关键是怕吸入过冷的空气对气道产生刺激作用，从而诱发哮喘。因此在温度变化较大的季节，临时戴一下口罩也可以预防哮喘。当然对于急性发作期的患儿适当增加衣服是必需的。

11 哮喘病人妊娠期如何选择衣着？

女性哮喘病人的妊娠期需要特别注意衣着的护理。这主要是因为女性哮喘病人病情变化比较复杂。研究显示，大约1/3女性哮喘病人孕期病情加重，1/3病人病情好转，1/3病人病情无特殊变化。1/3病情加重的病人致使病情变化的原因很多，目前尚未完全清楚，但是有一个重要因素就是妊娠的机械因素的作用。妊娠期婴儿在母体宫腔内逐渐发育长大，孕妇身体也发生变化，尤其是妊娠后期，孕妇横膈上升（平均升高4厘米），腰部横径平均增加2.1厘米，妊娠初期肋下角平均为 68.5 度，而后期增加到 103.5 度，上述变化可使肺深吸气增加。因此哮喘病人妊娠期衣着的选择除了要注意衣着的面料、色彩，又要注意衣着的大小轻重，需尽量选择宽大透气轻柔、保暖性能好的衣服，尽量减少衣着对病人的机械性压迫，让病人畅快地呼吸，减少哮喘的发作。

12 哮喘老年病人如何选择衣着？

长期以来人们一直认为哮喘主要始发于青少年期，对老年始发的哮喘缺乏重视，然而近年来国内外有关老年性哮喘研究的结果显示，老年哮喘并不少见。由于老年人的生理和病理特点，这决定了老年性哮喘与儿童、青少年哮喘从发病机制到临床表现有某些差异。另外老年性哮喘病人多伴有慢性支气管炎、阻塞性肺气肿、冠心病及左心衰竭等基础疾病，使老年性哮喘病症更加复杂。因此就更需要我们对老年性哮喘的预防发病予以重视。

老年病人的衣着要根据老年哮喘病人的特点来进行选择。首先，老年哮喘病人的肺功能多有病变，肺功能明显下降，肺功能下降 75% 以上的老年性哮喘病人肺功能呈阻塞性病变。针对老年人的这一特点，老年病人宜于选择宽大保暖、轻便的衣服，避免紧身、厚重的衣服，尽量不让病人因衣着不当而使肺功能受限。其次，研究表明老年哮喘病人冬季发病的比率明显高于一般哮喘。这主要是因为老年病人对寒冷的耐受性较差，因此老年病人冬季的衣服一定要更加注意保暖，室内外进出更要注意随时增减衣服，避免温差过大。第三，老年哮喘常常由于反复的上呼吸道感染所致。老年人的抵抗力下降极易引起呼吸道感染，特别是反复的呼吸道病毒感染可损伤气道上皮细胞而引发哮喘。有报道显示，85% 的老年哮喘是由于感染因素诱发，因此老年人在季节交替时更要做到增减衣服适当，切实注意春捂秋冻，夏季衣着透风凉爽，冬季注意保暖，营造一个适合老年人的小气候，避免体质下降让病毒和细菌乘机而入，减少呼吸道感染的机会。

13 衣着的色调对哮喘病人有影响吗？

随着经济的发展，科技的进步，人们的生活越来越丰富多彩。尤其是人们的服饰日新月异，色彩也格外的光鲜。但是哮喘病人最好不要过分赶时髦，随意选择衣服的色彩，因为衣服的色调对哮喘病人的发作也有影响。很早之前人们就注意到颜色可以影响人们的情绪，不同的颜色可以让人产生不同的情绪，而有些情绪又是诱发和加剧哮喘发作的心理因素。

心理学家研究发现，大自然中的各种色彩可以使人产生不同的心态，从而引发心境的变化。一般情况下，红色让人快乐，激发爱的情感，产生喜悦之情。绿色使人心境和平，让人有安定恬静温和的感觉。蓝色让人感到安静凉爽舒适，使人心胸开朗。灰色让人感到郁闷空虚。黑色使人感到庄重、沮丧和悲哀。白色使人有素雅纯洁轻快之感。总之不同的颜色给人们的情绪带来不同的影响，使人的心理活动发生变化。现代医学研究证明，恐惧、愤怒、抑郁和焦虑的情绪可以通过三个机制导致哮喘的发作。首先是神经免疫机制，精神紧张的大脑可以通过神经免疫机制使脑垂体分泌减少，进而使肾上腺皮质激素分泌减少，引起哮喘发作。其次是神经机制，研究发现抑郁可导致人的迷走神经的张力增高，诱发或加重哮喘。第三是过度通气，在恐惧紧张时，病人会出现过度通气，导致干冷空气吸入增加，使气道反应性增高，诱发或加剧哮喘。因此我们在为哮喘病人选择衣服的色调时要明白色调对哮喘病人的影响，从而尽量避免选择让病人产生恐惧、愤怒、沮丧、抑郁、焦虑的色彩，尽量让衣服的色彩给病人带来放松、喜悦和欢乐。看了以上这些你知道如何为哮喘病人选择衣服的色调了吗?

14

口罩对哮喘病人有何妙用?

口罩对哮喘病人的妙用就在于口罩可以成为抵挡引起哮喘发作的吸入性变应原和过冷空气的屏障。口罩主要是把吸入的变应原和过冷的空气遮挡于口鼻之外，从而减少哮喘发作的机会。

口罩有如此妙用，那么就让我们认识一下口罩吧。元代时期宫廷的人为了防止粉尘和口气开始使用丝巾遮盖口鼻，被认为是中国第一只口罩的雏形。直到十九世纪现代口罩才被发明，开始应用于医疗领域，使用的目的不仅仅是阻挡灰尘，主要是避免致病原的吸入。1910年中国哈尔滨发生鼠疫大流行，当时的北洋陆军医院副监督伍连德医生发明了"伍式口罩"，从此现代口罩进入中国。口罩大致分为活性炭口罩和一般空气过滤口罩，活性炭口罩主要吸附废水废气中金属离子、有毒气体、有机污染色素等。一般空气过滤口罩主要由纱布和无纺布做成，它对含有有害物质的空气起到过滤的作用。口罩的选择原则是，口罩要有适当的滤过效率，与面孔形成紧密的贴合，佩戴舒适，哮喘病人使用的口罩选择一般空气过滤口罩即可。如用棉纱口罩，应坚持每天更换或洗涤消毒：①要正确洗涤，先用肥皂和清水轻柔搓洗，再用清水漂洗，搓洗和漂洗时均不可过度用力，以免致使面纱经纬内隙过大，使口罩失去作用；②要认真消毒，最好是用煮沸和蒸汽消毒，煮沸 20 分钟，蒸汽消毒 15 分钟。一只棉纱口罩一般使用 3~7 次。

目前多数使用一次性口罩。

哮喘病人还需注意口罩虽然有防治哮喘发作的妙用，但是由于哮喘病人肺活量都有一定程度的下降，只有在花粉季节、雾霾天气、寒冷的季节以及传染病流行季节才提倡多戴口罩。

15 口罩按作用划分有几种？

口罩按作用划分大概有 6 种。

（1）N95 口罩。其作用是可阻挡 95％以上的次微米颗粒，但呼吸阻抗高，不适合一般人长期佩戴，适合医护等专业人员使用。

（2）外科口罩。其作用是可阻挡 90％以上的 5 微米颗粒，需要经常更换。

（3）防尘口罩。其作用是防止或减少空气中粉尘进入人体呼吸器官，从而保护生命安全的个体保护用品。

（4）活性炭口罩。其作用是可吸附有机体、恶臭分子及毒性粉尘。

（5）棉布或纱布口罩。其作用是过滤较大颗粒粉尘，具有一定的保暖功效，清洗后可重复使用。

（6）一次性口罩。其作用是可阻挡 70％以上的 5 微米颗粒，属于一次消耗品，需要频繁更换。

16 常用的医用口罩分类有哪些？

医用口罩一般划分为三类，分别是一次性医用口罩、医用外科口罩以及医用防护口罩。一次性医用口罩又名普通医用口罩，一般应用于普通的医疗环境中，对于密合性以及血液隔绝作用没有过多要求。常见的一次性医用口罩分为耳戴式和系带式两种，在外形上与医用外科口罩相似。医用外科口罩一般是应用于体液、血液飞溅的环境中，如医院手术室，这一类型的口罩可以有效隔绝血液和体液，防止血液和体液穿过口罩感染配戴者，但是对于颗粒的过滤有所不足，而且设计多为长方形，与脸部的密合性不如医用防护口罩。医用防护口罩一般应用于有呼吸道传染病的环境里，可过滤空气中的微粒，阻隔飞沫、血液、体液、分泌物等污染物，对非油性颗粒的过滤有效率可达 95％以上，是一种密合性自吸过滤式医疗防护用品，同时也是一种一次性使用产品。

17 哮喘病人为什么冬季要重视"捂足"?

哮喘病人冬季一定要重视"捂足"，其实就是要求哮喘病人冬季注意脚的保暖，达到强健身体、减少哮喘发作的目的。

中医学对于"足"有很深的研究，对于"足"在人身健康保健方面的作用也格外重视。自古就有足是人体第二心脏之说，古代医家认为："人之有脚犹似树之有根，树枯根先竭，人老脚先衰。"医学典籍记载人体有六条主要经络通过足下，分别为三条阳经（膀胱经、胃经、胆经）和三条阴经（脾经、肝经、肾经）。所以自古以来医学都重视对足的保健和维护，很多医家都认为，对于足而言，"百病从寒起，寒从脚下生"，所以哮喘病人要格外重视冬季"捂足"。

现代医学也认为，足离人体的心脏最远，最易导致血液循环的不畅。冬季如果注意足的保健，可以促进人体的血液循环，调理内分泌系统，分泌多种激素，促使新陈代谢，增强哮喘病人身体素质，减少呼吸道感染的机会，控制哮喘的发作。

冬季足部保健的方法很多，要穿着保暖性能好的衣裤，袜子要选择棉织松软的，鞋子要选择宽松、保暖性能好的，要利于足部的血液循环。每天晚上可以用温热水泡足 20 分钟左右，泡足时可以进行足底按摩，以促进血液循环、经络的畅通。泡足的液体中也可以加入一些有温经活血通络的中药，可以进一步促进血液循环和经络的畅通。到了冬季患有哮喘的朋友千万要注意善待你的双脚啊!

第二篇

食

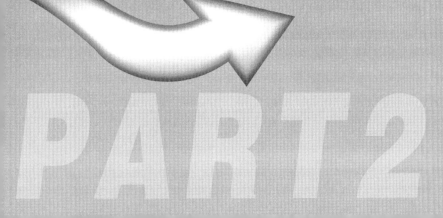

PART2

1

哮喘病人为什么要重视饮食调养？

中医学认为，"脾胃为后天之本"，为人体精气血生化之源。脾胃又与呼吸有密切的关系。正可谓"人身心肺在上，行营卫而光泽于外，肝肾在下，养筋骨而强壮于内，又必赖脾胃在中，转化精微以溉四旁"。若脾胃之气一伤，饮食失于调养，则包括肺脏在内的各脏皆由可伤。失于调和，百病由生，中医学对于脾胃饮食与肺失和降而引起哮喘的关系认识非常深刻。

现代医学对于哮喘与饮食调养的关系，认识得更加明确。现代医学认为，首先食物本身就可以引起过敏性哮喘，经过长期的反复观察和研究专家公认，食物过敏性哮喘的发病机制是由食物变应原引起的，食物中的变应原成分很复杂，但经过科学研究已经逐渐揭开迷团。我们常见的食品如牛奶、鸡蛋、鱼类、花生、豆类、坚果、肉类和小麦，它们中的变应原已经通过异物性皮试如特异性检测被证实并且发现，食物的变应原其实是一种水溶性的糖蛋白，分子量很小，非常便于胃肠道黏膜的吸收。这个变应原一旦被吸收，就会激发病人的过敏性反应引起哮喘。其次，由于"脾主运化"，合理的饮食调养，又是保证哮喘病人维持营养代谢的必需条件。哮喘是一种营养消耗较大的疾病，哮喘的反复发作，特别是哮喘持续状态时，这种消耗就更加明显。哮喘导致缺氧，可使消化及呼吸功能减弱从而导致营养不良；哮喘缺氧可导致人体内血红蛋白的需求量增高而形成持续缺铁；哮喘发作时，特别是发作严重时，因肺过度通气张口呼吸，出汗多，饮食少，常使病人失水。综上所述，对于哮喘病人必须要重视其饮食的调养，实现对饮食的合理选择和科学补充。

2

哮喘病人的饮食原则是什么？

哮喘病人由于反复发作，体质较弱再加上容易过敏，所以必须十分当心饮食，需注意适当坚持一些原则：

（1）饮食宜少食多餐。不宜过饱，不宜进食不易消化的食物。

（2）依据病情进行饮食调理。急性发作期宜以清淡饮食为主，以免滋生内热。病情平稳后，以滋补性食物为主，宜补肾纳气。另外根据疾病性质，可将哮喘分为寒哮和热哮两类，因此具体饮食宜忌等又当视寒哮还是热哮而定。

（3）补充足量的蛋白质。由于哮喘病人反复发作后多出现消瘦、抵抗力降低等症状，此时应给予足量的高蛋白质饮食，以满足炎症的修复和新陈代谢的需要。

（4）需注意食物的选择。

主食的选择：热量需求和正常人相近，并无特殊的需求，对提供热量的主要食物，可按病人平时的饮食量进食。

肉食的选择：病人久病体虚，所以要给予足够的蛋白质饮食，以满足机体的需要，一般以瘦猪肉、牛肉、动物内脏等蛋白质为好。

蔬菜的选择：钙质有抗过敏的作用，对哮喘病人有益，绿叶蔬菜为钙的重要来源，但是能否被身体利用，须视所含的草酸盐而定，如油菜、小白菜等所含的钙易为人体所利用，而菠菜含钙量高但因其还含有高量的草酸盐，钙质不易被吸收。胡萝卜含有胡萝卜素，在体内可以转化为维生素 A，有提高机体抵抗力的作用。

水果的选择：含有钙质丰富的水果有山楂、柑橘，同时维生素 C 含量也高。哮喘发作时常伴有痰多、气喘、咳嗽等症状，可以常食清热化痰止咳的荸荠、甘蔗、梨等辅助治疗。

3
哮喘病人饮食调养的目的是什么？

对哮喘病人，绝大多数人都有一个误区，认为药物治疗是唯一的方法。其实传统医学早就认为对于疾病应当是三分治疗七分调养，饮食调养就是调养中十分重要的一个方面，那么饮食调养对于病人有什么好处呢？

（1）可以纠正营养不良。采用质优量足的蛋白质，多种维生素及较高含量的碳水化合物和适量的脂肪可以达到目的。对于肥胖病人脂肪供应量宜低，以达到祛除痰湿和适当减肥的目的。

（2）减轻呼吸急促而引起的咀嚼、吞咽困难。可食用软饭或流质（不含坚硬、多筋的食物）饮食，既利于消化吸收又防止食物反流。

（3）避免食用易产气食物（如地瓜、黄豆、韭菜等）等，多食用偏碱性食物。

（4）根据病情需要以多种形式（如饮料、水果、汤等）增加液体的摄入量，以防止和纠正脱水，稀释痰液，为发热病人降温。

（5）增加膳食中钙和铁的摄入。可经常食用排骨（或大骨头）萝卜黑木耳汤。这种汤类营养丰富又不腻且铁、钙含量高，其中白萝卜还具有消积化痰理气的作用，对哮喘痰多的病人更加适宜。

哮喘病人一日三餐饮食如何安排为好？

哮喘病人一日三餐的饮食可以根据个人的不同情况以选择适当的食材，下面仅提供一些供参考的基本原则和举例。

（1）每日主要的营养物质

谷类 250～350 克，可用大米、玉米、小米、赤小豆、绿豆等。

肉类 150～200 克，可用猪瘦肉、牛肉、母鸡肉、兔肉、猪肝、牛肝、羊肺、黑鱼、鲫鱼等。

蔬菜类 500 克，可用大白菜、油菜、芹菜、卷心菜、苋菜、白萝卜、红萝卜、胡萝卜、西红柿、黄瓜、冬瓜等。

水果 250 克，可用梨、橘子、苹果、枇杷、香蕉等。

豆浆 250～500 毫升。

（2）食谱举例

例一

早餐：大米粥、馒头（玉米粉、面粉、冬米）、卤猪肝

中餐：米饭、清蒸黑鱼、素炒麦菜、百叶

晚餐：猪肉白菜馅水饺、骨头萝卜黑木耳汤

水果：梨

例二

早餐：豆浆、烧饼、拌干丝（百叶丝、生姜、麻油）

午餐：米饭、红烧鸡块、素炒苋菜

晚餐：玉米粥、熘肚片、糖醋卷心菜

水果：苹果

5

哮喘病人饮食中蛋白质、脂肪、碳水化合物如何合理搭配？

哮喘病人总热量的摄入与正常人相近，每天总摄入量宜保持在1900～2400千卡之间。对供应热量的主要食物中的蛋白质、脂肪、碳水化合物应当进行合理搭配，达到供应量合适。首先是蛋白质，哮喘病人摄入应以优质蛋白质为主，每日摄入量在80～100克之间，病人因反复哮喘，肺部反复发生炎症，且大多数病人因营养不良而消瘦、抵抗力下降，对这些病人应补充足够的优质蛋白质，以满足炎症修复和营养补充的需要。适用于哮喘病人蛋白质含量高而优质的食物，动物类的主要有鸡肉、猪肝、瘦牛肉、瘦猪肉、鲫鱼、甲鱼等，植物类的主要有大豆、赤豆、蚕豆、向日葵、芝麻、核桃仁等。

哮喘病人脂肪的供给量不宜偏高，每日以50～60克为宜。进食脂肪过多既影响食欲和胃肠道消化吸收，又易生痰湿，对病情不利。哮喘病人应以进食植物油为主，适用于哮喘病人的脂肪主要有植物油、芝麻、核桃仁、鱼肝油等。

哮喘病人的碳水化合物的摄入量，每日以300～350克为宜。碳水化合物含量高的食物，主要为谷类和豆类。

6

哮喘病人为什么要注意补充蛋白质？

蛋白质是一切生命的物质基础，是机体细胞的主要组成成分，是人体组织更新和修补的重要材料。人体由数万亿个细胞组成，细胞是人体生命的最小单位，它们处于永不停息的新陈代谢过程中。年轻人的表皮28天左右就要更新一次，而胃黏膜两三天就要全部更新，这些更新所需的基础就是每天摄入的蛋白质。如果蛋白质的摄入适当，那么人的细胞就会得到很好的更新，处于充满活力的状态。反之如果摄入量不足就会使机体的功能衰退导致抵抗力下降，旧病复发。哮喘病人大多体质较弱，因此补充足够的蛋白质当然非常重要。

蛋白质在人体内又是多种营养和必需物质的转运载体。它能维持机体的新陈代谢和多类物质在体内的输送。比如输送氧气的血红蛋白、输送脂肪的脂蛋白都是由蛋白质组成的，缺少了蛋白质就缺少了运输部队，尤其是输送氧气的血红蛋白，对哮喘病人显得更加重要。

蛋白质还是人体防卫部队的物质基础。白细胞、淋巴细胞、免疫球蛋白、干扰素等都是由蛋白质组成的，有了蛋白质才能使哮喘病人的防卫部队"兵源"充足，不断补充更新，增强病人的抗病能力。

蛋白质对哮喘病人如此重要，那么如何补充蛋白质呢？

首先，摄入蛋白质要注意保证一定的量，一个人每天参与代谢的蛋白质大约为300克左右，其中大部分来源于机体内原有的蛋白质的分解代谢，所以每人每天摄入80~100克即可。其次要搭配合理，每天摄入的蛋白质，最好1/3来自动物，2/3来自植物。

第二，每餐最好都能摄入一定量的蛋白质。不像脂肪和葡萄糖能在体内贮存，人体并没有储存蛋白质的仓库，蛋白质摄入过多大多会被分解排出，不足又会影响到补充吸收。

第三，补充蛋白质的同时最好补充足够的碳水化合物，如果碳水化合物补充不足，身体就会动用蛋白质来补充能量，造成摄入蛋白质的浪费。

7

哮喘病人为什么要注意补充维生素？

维生素又名维他命，通俗地讲即维持生命的物质，它是维持人体生命活动必需的一类有机物质，维生素在人体内含量很少，但不可缺失。各种维生素的化学结构以及性质完全不同，但是它们却有着许多共同点：

（1）维生素是以维生素原的形式存在于食物之中。

（2）维生素不能构成机体的组织细胞的成分，也不能产生能量，它的作用主要是参与人体新陈代谢的调节。

（3）大多数维生素机体不能合成或者合成不足，不能满足机体的需要，必须经常通过食物获得。

（4）人体对维生素的需求量很少，日需求以微克或毫克计，但一旦缺乏就会引起相应的维生素缺乏症，对人体正常的生命活动造成障碍。

（5）现代研究发现维生素是人体中必不可少的有机化合物。人体就如一座复杂的化工厂，不断地进行着多种生化反应，它的反应与酶的催化作用有着密切的关系，酶要有活性必须要有辅酶参加，已知许多的维生素是酶的辅酶，或者是辅酶的组成分子，因此维生素是维持和调节机体正常代谢的重要物质。

维生素有很多种类，它对维持正常人的生命活动具有极其重要的意义，哮喘病人对维生素的摄入又比正常人高，其中尤为重要的是维生素 A、维生素 B 和维生素 C。因为维生素 A 具有维持人体正常代谢和增强机体抗病能力的作用，维生素 B 和维生素 C 是参与各种代谢的重要物质，并有增加食欲促使肺部炎症减轻作用，所以哮喘病人这三种维生素的供给量应比正常人高。哪些食物含有这些维生素呢？维生素 A 含量高的食物主要是动物肝脏，维生素 B 含量高的食物主要有米、面、豆类、动物肝脏，维生素 C 含量高的食物主要是蔬菜、水果。哮喘病人千万不要在补充其他营养物质的同时忘记了维生素。

8 哮喘病人为什么对钙的补充要求更高？

钙对人体至关重要，是人体含量最丰富的常量元素，有人体生命元素的美誉。人体中的钙 99% 沉积于骨骼和牙齿中，用于促进其生长发育，维持其形态和强度。剩余的 1% 存在于血液和软组织细胞中，发挥调节人体生理功能的作用。钙离子对血液凝固有重要作用，缺钙时血凝发生障碍，容易造成出血；钙离子对神经传导和肌肉的张力维持也有重要作用，缺钙会导致神经传导阻滞和肌肉张力异常；钙离子对细胞膜的功能的维持同样重要作用，细胞膜既是细胞内容物的屏障，更是各种必需营养物质和氧气进入细胞的载体，正常含量的钙离子能保证细胞膜顺利地把营养物质和氧气泵到细胞内；钙离子对为人体内的酶反应具有激活作用，酶是人体物质代谢的催化剂，缺乏它或者不能被激活，人体的正常代谢过程就会受到影响，哮喘病人如果缺钙，正常的生理活动受到干扰，导致体质下降就会容易导致发病。

此外更加需要注意的是钙离子能改变细胞膜的通透性，增加毛细血管的致密性，使渗出减少，这就能起到抗过敏的作用，所以哮喘病人对钙的补充要求更高。

哮喘病人要在食物中注意补充钙。含钙量较高的食物有：猪、羊、排骨及其他骨头、瘦肉、豆类、各种杂粮及新鲜水果、蔬菜等。水产品如鱼、虾、蟹含钙量也很丰富但因含过敏性食物，哮喘病人应当注意尽量少吃或不吃为宜。

老中医教你如何养好哮喘病

9 哮喘病人为什么要注意补铁？

铁在人体中分布极为普遍，几乎所有的组织中都有，其中65%在红细胞中，以血红蛋白的形式存在，10%在肌肉组织中存在，其余存在于肝、脾、骨骼和肠等组织中，铁可在人体代谢中可被反复使用，但是正常人每天还是必须摄入一定的量作为补充。

铁在人体内的主要作用是维持正常的造血功能，参与人体氧的运输与贮存。铁是人体血红蛋白中不可缺少的部分，制造红细胞的主要物质就是蛋白质和铁。正由于此，铁就成了人体内氧的运输和贮存不可或缺的物质。人体须臾离不开氧气，人体中的氧气来自空气，通过呼吸进入肺泡，然后进入血液与血红蛋白结合，通过循环进入人体各组织和细胞。血红蛋白在运输氧的过程中，主要是由铁离子与氧结合，带着氧气在人体内旅行，将氧气输送到人体的各个组织器官，再将组织器官中的二氧化碳随血流运输到肺部，由肺部呼出，这样就完成了一次维持人体生命活动的"吐故纳新"。此外，铁还参与某些酶的合成，这些酶可以有效地清除体内的一些有害物质，使机体的组织细胞免受损伤和破坏。另外铁也可以增强免疫功能，使外周血液中的吞噬细胞、中性粒细胞等"防御部队"保持正常的防卫功能。

由于哮喘病人经常处于缺氧状态，要求提高对氧的摄取量，会出现代偿性反应，使作为运氧工具的红细胞和血红蛋白量增高，为了有利于这种代偿作用的发挥，作为血红蛋白主要组成成分的铁的每日供应量必须相应增加。所以哮喘病人必须要注意补铁，注意多进食一些含铁量比较高的食物。含铁量比较高的食物主要有蘑菇、木耳、芝麻、银耳、黑豆、猪肝、动物血、羊肾等。

10 哮喘病人为什么要注意多饮水？

水和人体的健康关系十分密切，正常人每天需水1000毫升以上，虽然普通饮食中含有水分，但远远不能满足机体的需要，机体为什么需要大量的水呢？主要是水不仅是人体的主要营养物质，同时也有助于体内各种化学反应、物质转运及能量的交换，水不仅是营养和代谢产物的溶剂，同时也将各种物质通过循环带到目的地，水参与体内一切物质的新陈代谢，没有水新陈代谢将无法进行。

人体血液中90%是水，血液奔流不息，物质交换和转运才能得以进行，血液之所以能循环，都要靠水的载体作用和流通作用。

水还有一个重要的功能，就是参与营养素的消化，人体内的消化液包括唾液、胃液、胆汁、胰液、肠液等都是由水参与构成。

水还能吸收代谢产生的多余热量，从而调节体温，使人的体温不会发生明显的波动，如汗液的蒸发就能带走大量的热量，维持人体的正常体温。

水的补充对正常人的生命活动有着重要的作用，对哮喘病人还有特殊的意义，哮喘病人大多呼吸急促，水分蒸发较多，相对来说需要补充更多的水分，而且要及时补充，这样才能使病人及时消化，补充营养，排泄代谢产物，维持正常体温，增强病人的抗病力，对于哮喘病人来说，补充水分最好以温水为好，而且要少量多饮，养成适当多饮水的习惯。

11 什么是食物变应性哮喘？

食物变应性哮喘（又称食物过敏性哮喘）是指摄入过敏性食物引起的哮喘。随着社会进步和人们生活水平的提高，饮食结构随之发生了巨大变化，人们不仅要吃饱，而且要吃好，吃出花样来，因此人们过去不屑一顾的野菜、昆虫等都摆上了餐桌，食物变应性哮喘也在逐步地增加，尤其是年幼儿童更常见。

食物变应性哮喘有哪些表现呢？尽管表现非常复杂多样，但主要表现也和其他原因引起的哮喘一样：咳嗽和喘息。一般在食后30分钟至2小时出现症状，最快者仅数分钟就发病，均有咳嗽、咽痒、胸闷、喘息、呼气性呼吸困难等。肺部多数可听到哮鸣音，对有刺激性气味的食品过敏的，还可以打喷嚏、流鼻涕、流泪等。各种皮疹、腹痛、腹泻、呕吐等皮肤和消化道症状也较常见，严重者喉头水肿、窒息、休克、便血等，婴儿可表现为厌食、拒奶等。

12 食物为什么可以引起哮喘？

在以前虽然临床上常见有哮喘病人自诉食物可以引起哮喘症状，但由于对食物变应原的认识不足和缺乏调查方法，因此，有关食物变应性哮喘的研究相对较少，对哮喘诱因的研究大多数注重于吸入性变应原。随着发现食物过敏与气道高反应性的发生有密切关系，特别是对食物免疫学的深入研究，研究者们才弄清楚了食物引起哮喘的基本机制。

食物变应性哮喘发病的基本机制目前公认是由食物变应原引起，与 IgE 介导的变态反应有关。食物中的变应原是复杂的，这些变应原已通过特异性皮试、特异性 IgE 检测和食物激发试验等被证实，食物变应原是一种水溶性糖蛋白，如鱼肉中的主要变应原成分为肌浆蛋白和肌原纤维蛋白，牛奶中的主要变应原成分为酪蛋白、β-乳白蛋白和 α-乳白蛋白，菠萝中的主要变应原为菠萝蛋白酶。目前发现可以引起过敏症状的食物已经有数千种之多，其中最常见的是海产品及水产品。许多研究已证实鱼类、虾类、蟹类、贝类和蚌类等均可诱发呼吸道过敏症状，这些食物的变应原通常耐热，所以即使煮熟了，也常常诱发过敏。另外有些蔬菜、肉类、水果也可能引起过敏，所以哮喘病人进食时一定要当心，切勿误食了致敏的食品。

13

哮喘病人为什么要避食海鲜？

海鲜食品鲜嫩可口，常常有人不远千里到海边去尝鲜。殊不知哮喘病人却没有此口福，一碰上某些海鲜类食品如海虾、海鱼、梭子蟹之类，马上就会导致哮喘发作。为什么这些海鲜特别容易诱发哮喘呢？因为海鲜属高蛋白高营养食物，海鲜所富含的大分子蛋白质往往就是引起哮喘发作的变应原。这些大分子蛋白质，一般情况下健康人食用后不会有任何不良的反应，但是对于体质过敏的病人来说，这些变应原就会引起变态反应。这些变应原作用于气管及支气管的平滑肌，使之收缩痉挛出现哮喘发作。一般来说，儿童尤其是婴幼儿对海鲜产品更容易过敏。随着年龄的增长，他们中的有些人对食物中的蛋白质的耐受性会随之增加，食物的过敏反应也会逐渐减少。对于哮喘病人来说，特别是对海鲜过敏的病人，应当严禁变应原入口，哮喘病人最好切记，要避食海鲜。

14

哮喘病人应当如何对待"忌口"？

哮喘病人常常会对食物过敏，引起哮喘的发作，因此对进食非常谨慎。对许多食物"忌口"，避而不食，有些甚至因为"忌口"过度造成营养摄入不足而致使营养失衡，抵抗力和体质下降，造成顾此失彼，所以哮喘病人在注意食物过敏"忌口"的同时也要注意防止"忌口"过度。

很多食品都可以诱发哮喘，但又不是每位哮喘病人都对同一类同一种食物过敏，过敏的食物往往因人而异。对于怀疑对某些食物过敏的哮喘病人或患儿，应当去医院专科检查确定致敏食物的种类，也可以在医生的指导下，通过饮食日记帮助确定过敏食物，不要轻易地无根据地对自己"忌口"的食品妄下结论，造成"冤假错案"。

一般来说，年龄越小的儿童越容易对食物过敏，随着年龄的增长，机体对各种过敏食物逐渐产生耐受力，因此对食物的过敏也逐渐减轻。即使已确定您对某种食物过敏，也不必完全禁食，可以通过有计划地少量逐步接触而使机体产生耐受性，达到"脱敏"的目的。

牛奶也是一种常常引起哮喘的食物，婴儿对牛奶过敏者约占全部婴儿的5％～10％，随着年龄的增长可逐步减少。由于牛奶对儿童来讲是一种很强的过敏原，而且机体对牛奶的耐受力较慢，因此禁食牛奶时间应长一些。此时可用豆浆替代牛奶过敏婴儿的代乳品。

因此大多数哮喘病人，尤其是成年哮喘病人，既要重视"忌口"，又不能过度"忌口"，在"忌口"方面要掌握"辩证法"，坚持"实事求是"。

15

哮喘病人为什么适宜"粗茶淡饭"？

"粗茶淡饭"即饮食清淡，素食为主，俗称"粗茶淡饭"。具体地说就是以五谷杂粮为主食，辅以豆类、瓜果、蔬菜、植物油之类，尽量少食酒肉甘肥之物。中医养生历来主张饮食清淡，反对膏粱厚味，过食肥甘，认为"肥肉厚酒"为"烂肠之物"。历代医家都提倡多食五谷杂粮蔬菜水果。老百姓常说，"鱼生火，肉生痰，青菜豆腐保平安"。这说明清淡饮食可以使人少病长寿。有的哮喘病人喜欢食肥腻，大鱼大肉，一天不吃肉食都不行，日积月累，伤胃碍脾，影响脾的运化功能，水湿不运，内火滋生，酿湿成痰，累火成热。痰湿热毒若阻于气道则易诱发或加重哮喘。当然应当指出，清淡饮食并非"吃斋"，而是饮食调理得当。如唐代医家孙思邈认为鱼肉类同样对人体有补益作用。"血肉有情"之品必须适当补充，只是不可过食罢了。

16

哮喘病人为什么要避免过冷过热食品？

哮喘病人应注意避免进食过冷过热的食品，这要从我们的正常消化饮食的生理过程谈起，我们日常可进食的食物大体上可分为蛋白质、脂肪和碳水化合物三大类。人体消化吸收这些食物，除了有胃酸、胰液、胆液、肠液等消化液之外，还有多种催化酶，如蛋白酶、脂肪酶、淀粉酶的参与，这些酶充分地发挥促进消化的作用，必须具备一定的条件，其中一个重要的条件是温度，当消化道内食物的温度与人体的温度差不多时，各种消化酶的作用发挥得最充分，因此要保持消化系统的健康和消化功能正常，首先要注意所吃的食物的温度与体温大致相同。

哮喘病人，尤其是小儿、老年病人，由于久病至衰，身体亏虚，消化吸收功能减弱，食生冷和过冷的食物后，会引起胃肠蠕动减慢，引起消化不良，食欲不振，营养得不到补充，抵抗力下降，对哮喘的康复不利。另外，蔬菜和水果等多属寒凉性食物，这与哮喘病人多吃蔬菜水果有矛盾，如何解决这些矛盾呢？水果最好温一温再食用，蔬菜在烹调过程中可加点生姜等热性佐料，或者与牛肉、瘦猪肉、排骨等热性食物共煮。

过热过烫的饮食，特别是病人狼吞虎咽地进食，不仅影响营养的消化吸收，还可引起病人气道痉挛，从而诱发哮喘。

哮喘病人饮食宜寒温适当，不可过热过冷。

17

哮喘病人为什么不可"狼吞虎咽"？

日常生活中常常有这样的现象，每遇饥渴之时或者碰上可口的食物，常常使人食欲大增，此时大快朵颐、"狼吞虎咽"是常有的事，殊不知这是一种非常不好的饮食习惯，对于哮喘病人更加不相宜。食当细嚼慢咽，这不仅是一种饮食的习惯，更关乎健康。古人教导"食不宜言，寝不宜语"，《养病庸言》指出"不论粥饭点心，皆宜嚼得极细咽下"，都是提倡进食时要细嚼。现代医学也提示我们细嚼是帮助食物消化吸收的重要环节，这主要是因为进食时细嚼慢咽，能促进唾液和其他消化液大量分泌，唾液中的淀粉酶和其他消化酶可以帮助消化食物，唾液中的溶菌酶和一些分泌性抗体的机制则可以杀毒解毒。哮喘病人，由于机体常处于缺氧状态使肠胃功能相对减弱，细嚼慢咽可以使口中唾液与食物充分混合，细嚼又可以使食物磨碎，这些都可以减轻胃肠负担，促进食物消化吸收。慢咽又可以使胃、胰、胆、肠等消化腺得到和缓刺激，使其逐渐分泌消化液，从而不致因"狼吞虎咽"而使消化系统难以适应。哮喘病人要切记进食时不可"狼吞虎咽"。

18 哮喘病人为什么每餐宜八分饱？

所谓进餐只宜八分饱，主要是说，每餐进食不宜吃得太多，应当适可而止。这对于正常人来说其实也是非常好的生活习惯，正可谓"饮食日常三分饥，全身轻松不觉疲""要得小儿安，日常三分饥如寒"都是这个道理。随着生活水平的提高，物质的极大丰富，每逢亲朋相聚、节日家宴或处大饥大渴之时，人们就容易一次吃得过饱。饮食过多，这对于正常人已经不相宜，对于哮喘病人更是犯了大忌。哮喘病人吃得过饱首先会使胃肠负担突然加重，打乱胃肠蠕动的节奏，破坏了消化液的分泌规律，不利于消化吸收，影响病人的营养补充。其次由于病人的正常消化功能被打乱，食物在胃肠中滞留的时间延长，营养分解不全，食物在体内发酵产生大量气体，使腹压增高，胸腔内受压，极易诱发哮喘发作。所以哮喘病人不应只图一时之快，吃得过饱，而应注意克制自己，每餐只宜八分饱。当然也可以改变一下自己的就餐习惯，采取少食多餐的进食制。

19 哮喘病人为什么要注意"饮食有节"？

哮喘病人咳嗽、喘促，机体消耗的热能和蛋白质多，因此对机体补充所需的营养物质要求更高，需要一日三餐定时定量，做到饮食有节。这样才能保证病人热量的供给，增强病人的抗病能力，促进身体的康复。

医学研究证明，一日三餐符合人体生命活动的要求。中国人的饮食习惯一般是一日三餐，早餐多在 7 时左右，午餐在 12 时左右，晚餐在下午 6 时左右，每餐间隙 5~6 小时。这三个时间节点人体内的消化酶活跃，有利于进食。二是脑能量消耗与补充时间吻合。三是消化器官的活动状况与食物在胃里停留的时间一致、合理。

人们都有同样的感受，早晨起床后，一般胃口都不太好，所以早餐要求质量要更高一些，不仅要营养丰富而且要美味可口，最好占全日所需的营养的 1/3 以上，哮喘病人尤其要注意这一点。一些哮喘病人忽视早餐，有的只胡乱吃点有些甚至一点都不吃，这样不但影响工作学习，而且因为没有及时进餐，体内的营养物质无法保证供应，不利于哮喘病人康复。

午餐是在一天中最紧张最劳累的生活时段中进行的，哮喘病人不仅要按时进餐，而且要讲究吃好，摄入的营养物质要占全日的 2/5 左右。

晚餐是在一天的紧张劳动之后进行的，所以我国从古到今都主张"晚饭莫吃饱"。特别是哮喘病人，因哮喘反复发作，机体缺氧，胃肠功能减弱，若晚上吃得太饱，容易影响消化吸收功能，晚餐的食入量减少了，质量就不可太马虎了。哮喘病人一定要注意把握一日三餐的规律，切记"饮食有节"。

20 哮喘病人为什么忌食过甜？

人们常常把幸福美满的生活称之为甜美的生活。现在的街市上也平添不少甜品专门店，这些店门口常常是人头攒动，甜味食品为什么这样吸引人，这主要是因为甜味食品中的糖是人体的一种热量补充物质，有补气充血，解除肌肉紧张和解毒的功能，是维护人体健康的不可缺少的物质。但是食糖过多，尤其是哮喘患儿在食用含糖食物之外又单独大量加食含糖食品，极易诱发哮喘，这就是中医所说的"甜哮"。临床上经常有患儿家长反映，孩子第一次哮喘发病就是由于食用过甜的某种食品引起的。这主要是因为过食甘甜的食品，可以蕴湿化痰，痰伏于内，每遇外邪引动，则痰伏气升，气因痰阻，相互搏结，阻于气道，肺失宣肃，而引发咳嗽气喘。因而哮喘病人应少吃甜食或过甜食物。

当然我们对甜食也不能一概而论，比如甜食中的蜂蜜。蜂蜜中葡萄糖和果糖占65％～80％，这些糖类均是单糖，会被直接吸收，不易致病。同时因蜂蜜中含有维生素，蛋白质，镁、钙、钾、钠、硫、磷以及微量元素铁、锰、铜等，具有滋养强壮、润肺止咳、止痛解毒的作用。特别是蜂蜜几乎不含脂肪，对老人尤为适宜，是哮喘病人难得的保健滋补食品。

21 哮喘病人为什么忌冷食、冷饮和含气饮料？

夏日炎热，解热消暑，很多人喜欢畅饮冰冷饮料，喜食冰品和汽水，尤其是儿童更加喜爱，有些甚至爱不释手。这些饮料和饮品，虽可带走体内的一部分热量，使人感觉清凉，但是这样骤冷骤热的变化，容易造成机体内环境失调诱发哮喘。

中医学认为，脾主运化，脾为阳脏，喜温暖而恶寒湿。唐代著名书法家柳公权是个长寿老人，有人问其长寿秘诀，他说了很多，其中重要的一条就是"不以脾胃暖冷物、生物"，这是说人的热腹不宜承受过多的冷食，偏热的脾胃去暖冷食会戕伐人体正气，于人体无益，即使盛夏，也不主张喝冷饮，因为冷食容易诱发哮喘。

一些人工配制的含气饮料，一则多数含有香精色素等对人体有害无益的成分，二则饮料中的二氧化碳气体于肺不利。

从现代医学观点来说，饮料喝得过多，不仅会冲淡胃液，而且饮料中大量的气体还会对胃黏膜产生不良刺激。寒冷的饮料若频繁地长时间地作用于消化道会使局部血管收缩，使胃黏膜呈缺血状态，这些都会影响正常的消化功能，引起病人食欲不振，进食减少，加重哮喘病人的营养不良，不利于哮喘病人的康复。另外寒冷的刺激还可刺激咽部，加重哮喘病人的咳嗽气喘，因此哮喘病人即使是在盛夏也要注意忌生冷，远离含气饮料。

22 哮喘病人如何调配夏季祛暑饮料？

炎热的夏季，难免出汗，哮喘病人夏季要注意补充水分。究竟哪些祛暑饮料适合于哮喘病人呢，下面介绍几种便于家庭调补的配方：

（1）杏梨饮茶：苦杏仁10克，大鸭梨1个，冰糖少许。先将杏仁去皮打碎，鸭梨去核切成块加水1.5升，同煮20分钟后加少许冰糖。代茶饮用，有清暑止咳润肺之效。

（2）竹叶薄荷茶：鲜薄荷2克，鲜竹叶10克，绿茶少许。开水冲泡随时饮用，有清凉透表、解暑散热、利尿的功效。

（3）石韦绿茶：绿茶少许，石韦15克，冰糖少许。将石韦洗净加冷水大半碗煮沸，冲泡绿茶加冰糖加盖放置3分钟后饮服，饮后再泡，每日可三次，该茶具有清肺止咳化痰、抗过敏、平喘等功能。

（4）菊花茶：杭菊花、绿茶各10克。可加250～500毫升开水冲泡，随时饮用，有祛暑生津止渴的作用。

（5）荷叶茶：鲜荷叶20克。加水250～500毫升煎汤加冰糖少许。有清凉解暑、生津止渴、降暑利湿功效。

（6）乌梅汤：乌梅100克。加水500～1000毫升煎汤后，可加冰糖放凉后饮用，有生津止渴、敛肺止咳功效。

23 哮喘病人为什么要戒烟？

医学界一致认为吸烟与哮喘的发生有密切的关系。吸烟对哮喘的危害性主要取决于烟所含的焦油、尼古丁和氢氰酸等多种化学成分。焦油引起支气管黏膜上皮细胞的增生和变异，尼古丁作用于植物神经，氢氰酸损害支气管黏膜上皮细胞及其纤毛。实验证明吸烟使支气管痉挛，呼吸道黏膜上皮细胞、纤毛运动减低，支气管杯状细胞增生，黏液分泌增多，呼吸道净化功能减弱为呼吸道感染创造了有利条件。中医学认为肺为气之主，肺主清肃为洁净之府，一有异物就迅速排出，初吸烟或者不会吸烟的人，一吸烟就会咳呛，这是呼吸道防御排异功能的反应，而经常吸烟者无此种反应，这是因为经常刺激，降低了呼吸道防御排异清肃功能之故。

吸烟有利于痰涎的排出，这常常是吸烟者不愿戒烟的借口。事实上吸烟会促使支气管壁黏液腺体肥大增生，分泌功能亢进，导致痰量增多，由于痰量增多又加重了纤毛细胞上皮活动的负担，致使痰涎排出困难，对于咳嗽哮喘病人来说再吸烟无疑是雪上加霜，会加重病情。所以对哮喘病人来说戒烟不仅可以防止和减少哮喘发生，而且还是一种有效的治疗措施。哮喘病人朋友下决心戒烟吧！

24 哮喘病人为什么要忌酒？

酒对人体的伤害是比较多的，尤其是空腹或者过量饮酒对人体的危害更大。首先，酒会直接损伤肝脏，形成酒精肝、肝硬化，造成肝功能障碍，使其解毒功能和免疫功能下降，容易受到感染。其次，酒伤脾胃，造成消化吸收不良，营养物质不能很好地吸收，体质下降。第三，酒会伤害心脏、血管、胰腺，引起高血压、心血管病、中风、胰腺炎等，酒对人体多个脏器的损害，可以使哮喘病人体质雪上加霜。

酒对哮喘病人的直接损害是酒精过敏，据统计有10％的哮喘病人对酒精过敏，这些人喝入只含微量酒精的饮品也会诱发哮喘。另外酒精能刺激咽喉部，饮酒过多会使大脑皮质兴奋，扩张外周血管，这些都有激发哮喘的作用。综上所述哮喘病人还是戒酒为宜。

25 哮喘病人为什么进食时要讲究心气平和、精神愉悦？

哮喘病人进食时，应当注意心气平和、精神愉悦，绝不可将烦恼和不愉快的事情带上餐桌。要注意放松心情，避免精神紧张、情绪变化。哮喘病人对外界刺激有一种高度的敏感性，精神紧张、情志不畅，不但会诱发哮喘，还会影响到脾胃的消化、吸收功能。古人说"食后不可便怒，怒后不可便食""人之当食，须去烦恼"，这些都是告诉我们，进食时应当保持心平气和、精神愉悦，只有如此才可以促进消化液的分泌、有助于食物的消化。哮喘病人如果在忧、愁、悲哀、愤怒的心绪中勉强进食，会引起消化不良，脘腹胀满、疼痛，诱发或加重哮喘。

音乐对饮食的消化与吸收有很大的裨益，《寿世保元》一文中说"脾好音声，闻食即动而磨食"，道家也认为"脾脏闻乐而磨"，说明优美悦耳的音乐，乃至舒适清洁的环境都可以作为一种良性刺激通过中枢神经系统调节人体的消化功能。

与此相反喧闹嘈杂的声音、刚劲激昂的节奏、肮脏不堪的环境则会影响人的情绪和食欲，对哮喘病人的健康尤为不利。

26

哮喘病人为什么饮食提倡少盐？

随着医学的进步，人们对食盐过多影响人体健康的认识越来越深入，对于哮喘病人更加提倡少盐饮食。

食盐是人们生活中不可缺少的物质。酸甜苦辣咸，盐为五味之首。盐也是维持人体水电解质代谢的主要物质。食盐的主要成分是氯化钠，其作用一是调味，二是提供维持正常生理功能的钠和氯离子。每日适度进盐，可以调滋味，促食欲，长肉润肤，强筋健骨，通利二便，令人健康。

我们国家百姓的饮食习惯味过于咸，摄盐过多是威胁健康的突出问题。古代医家和养生家都强调饮食不宜过咸。正可谓"多食咸则脉凝泣而变色""咸走血，多食之，令人渴"。《黄帝内经》曾指出：味过于咸，咸入肾，肾主骨，肾气偏胜，就会大骨受伤，心情郁闷而哮喘发作。哮喘发作往往与精神情志有关，因此哮喘病人不宜多摄入食盐。

医学研究表明，支气管的高反应性可以通过低盐饮食得到缓解。钠对气管的收缩作用与它对血管的收缩作用基本类似，因此为了防止过度的摄入钠而引起气管的收缩发作哮喘，哮喘病人日常饮食宜清淡为主，不要忘记了饮食控盐。

27

哮喘病人为什么要少食味精？

中餐讲究色香味俱全。自从味精问世之后，就成了一种常用的中餐调味品。

味精又名味之素，具有浓烈的鲜味，调入食品可以增加食欲，提高人体吸收能力。味精的主要成分是谷氨酸钠，过多的摄入可增加钠离子的含量。过多的摄入味精就等于过多的摄入钠盐。有些专家就明确指出多吃味精不仅可以引发高血压，同样可以诱发哮喘。有报告认为，在过多地摄入味精之后，可以导致哮喘在短时间内发病。如果在空腹条件下，吃了较多的添加大量的味精的食品，就更容易引起哮喘的发病。因此，哮喘病人一定要注意控制味精的摄入，少吃含有味精的食品。

28
哮喘病人为什么饮食中忌"发物"？

所谓"发物"一般是指食后能引起哮喘等疾病发作，或加重病情的食物。因为这些食物会引起过敏，诱发哮喘，所以对哮喘病人而言，应当绝对禁忌接触和食用。中医学说的"忌口"就是我们常说的忌"发物"。

现代医学认为，一部分食物可以引起过敏性哮喘，其机制就是，食物的变应原引起了机体的变态反应而引起疾病的发作。我们就把这些食物称之为"发物"。发物有许多种类，如水产品的带鱼、黄鱼、鲤鱼、鲢鱼、螃蟹、虾子、蛤蜊等；畜牧品中的猪头肉、鸡头、羊肉、狗肉、驴肉、马肉等；蔬菜中的韭菜、芹菜、笋、秋茄子等；调味品中的葱、蒜、椒、酒都可能引发机体的变态反应，都可以称为发物。哮喘病忌食"发物"，有利于哮喘的好转和痊愈，所以一定要在饮食中忌"发物"。

29
哮喘病人发作期如何注意饮食调养？

哮喘病人发作期的饮食要求是宜温热、清淡、富含营养和维生素的食物，忌肥腻、辛辣、刺激性和易产气的食物。

（1）饮食宜清淡，富含营养且易消化，勿过甜、过咸，要多食豆制品和蛋白质含量高的精瘦肉，还可多吃排骨萝卜汤，因骨头、精瘦肉、豆制品蛋白质含量高，营养丰富而不腻，萝卜具有消积化痰理气的功效。

（2）多吃新鲜蔬菜和维生素含量丰富的水果，如生梨、橘子、枇杷、猕猴桃、苹果等。生梨有清热祛痰、润肠的作用，生梨皮有清肺生津的作用，苹果营养丰富最适宜哮喘且脾胃虚弱大便溏薄者使用。

（3）忌食海鲜、金针菇、毛笋，还要尽量避免刺激性的辣椒、胡椒、八角、茴香等调味品，这类食品可以诱发和加重哮喘，还要忌食偏热易生痰的食物，如羊肉、狗肉、公鸡、韭菜、大蒜、荔枝、桂圆肉，更要杜绝烟酒。菠萝中的蛋白酶可以引起过敏性反应，也应尽量避免进食。

（4）饮食宜温热，尽量不喝冷饮、含气饮料。《内经》中记载"形寒饮冷则伤肺"，说明多食冷饮对肺不利，另外冷食常致消化不良、食欲减退，从而进一步加重病情。

（5）不宜食产气食物，如地瓜、土豆、韭菜及未加工的黄豆食品，它们进入机体后会产生大量气体，使胃肠胀气，横膈抬高，肺活动受限，对哮喘病人不利。

（6）哮喘持续发作时，宜进流质或者半流质饮食，并尽量鼓励病人多饮水，以补充水分，稀释痰液，便于排出。

30

哮喘病人慢性反复发作期如何饮食调养？

哮喘是一种慢性反复发作的疾病，一定要注意反复发作期的饮食调养，以利于减少发作。

（1）要辨证寒热虚实。实喘者饮食宜清淡，忌食厚味滋腻煎炸，以免助湿生痰；虚喘者饮食宜滋补，以增强体质，减少反复发作；寒喘者宜食温热性食物；热喘者宜食凉性的食物。

（2）忌食已知诱发哮喘与过敏的食物，尽量避免食用一切"发物"。

（3）宜半流质或软性食物，注意补充水分，以利于浓痰湿润、稀释，便于咳出，饮食应少量多餐，食宜"八分饱"。

（4）忌酒烟、辛辣刺激性及产气食物，以免刺激引起反复咳嗽。

（5）呼吸道有炎症时，饮食宜清淡，不宜过咸，防止水钠潴留促使炎症加剧。刺激呼吸产生咳嗽气促，使哮喘反复发作加剧。

哮喘病人慢性反复发作时，一定要注意饮食调养。

31

哮喘病人缓解期如何饮食调养？

哮喘病人缓解期是营养吸收补充的良好机遇，病人应当抓住时机，注意饮食调养，补充身体所需要的营养物质，避开有害食品，增强抵抗能力，减少复发的机会。

（1）病人的饮食应当富含优质蛋白质，维生素 A、维生素 B、维生素 C 及碳水化合物，以增强体质和抗病能力，保证足够的热量供应。

（2）宜多食新鲜的蔬菜和水果，蔬菜如白萝卜、丝瓜、刀豆等。这些食物不仅能补充多种维生素和无机盐，而且还具有下气、化痰的功效，对避免哮喘的发作有利。为防止蔬菜食物偏凉，烹调时可加入适量的生姜。食用适量的梨、橘、枇杷、核桃仁、蜂蜜等，以保持大便通畅，使腹压下降，预防哮喘发作。

（3）和发作期一样，平时应严格禁忌已知能够引发哮喘的过敏性食物，尽量减少食用或不用一切"发物"。

（4）饮食仍宜"八分饱"，不应过甜或过咸。

（5）忌烟酒及辛辣食品。

32 小儿哮喘病人如何调养饮食？

儿童尤其是婴幼儿"稚阴稚阳"，最容易因饮食不当而引起过敏性哮喘。

随着小儿年龄的增长，对各种饮食的耐受力逐渐增强，过敏反应会逐渐减少。因此对患病的儿童饮食应当注意避免如下因素：

（1）避免饮食过咸、过甜、过饱。古医籍《沈氏尊生书》中记载："哮证大多感于幼时，客犯咸酸，渗透气管，故有咸哮、酸哮、痰哮及稚天哮之证。"中医学认为，甜品"最易生痰，更易动风"。而饮食过饱，使横膈上抬，胸腔缩小，不利于肺通气。所以饮食过咸、过甜、过饱等，均不利于哮喘的康复，而且能成为诱发的原因。

（2）避免食用肥腻的食物。古医书曾有记载"欲拔病根，必断厚味"。因肥腻之物易于生痰，容易引导哮喘的发作，因此小儿哮喘病人的饮食调养中应避免食用肥腻之品。

（3）避免食用寒凉生冷食物。《内经》中记载"形寒饮冷则伤肺"，这是说在身体虚弱的情况下，多食冷饮对肺脏不利。对于哮喘患儿，特别是反复发作者，体质及肺均较弱，在饮食调养中，更应忌食一切寒凉生冷食物，不然容易加重或诱发哮喘。

33

如何喂养有过敏体质的婴儿？

婴儿合理喂养对生长发育至关重要，特别是对有过敏体质的婴儿。合理的饮食喂养不仅有利于生长发育，而且可以有效地防止哮喘的发作。婴儿在出生前可以从母体中获得免疫球蛋白，出生后其浓度逐渐降低，因而婴儿的抵抗力也随之降低，很容易导致感染。另外婴儿体内的免疫球蛋白一般要到4～12岁时才能达到成人的含量，因而婴儿的呼吸道免疫能力也较低。有过敏体质遗传的婴儿分泌型免疫球蛋白则更加缺乏，因而患儿发作哮喘的概率要高。为了增强患儿的抵抗力，应尽量坚持母乳喂养，这是因母乳中含有丰富的分泌型免疫球蛋白、大量的巨噬细胞和抗呼吸道感染的抗体，可提高患儿的免疫能力。而牛奶因消毒时有益的物质极易被破坏，并且牛奶蛋白也容易引起过敏，所以用牛奶喂养婴儿，其患哮喘及其他过敏性疾病的机会就很多。总之婴儿在6个月之内尽可能吃母乳，产妇产后3个月内不宜吃蛋类、海鲜类易诱发过敏的食物。要通过科学的喂养让过敏性体质的婴儿健康成长。

34

老年哮喘病人如何饮食调养？

长期以来人们一直认为哮喘主要始发于青少年时期，对老年始发哮喘缺乏足够的重视。然而近年来国内外有关哮喘流行病学的研究结果显示老年性哮喘并不少见。另外老年性哮喘病人多伴有慢性支气管炎、阻塞性肺气肿、冠心病及左心衰竭等疾病，使老年性哮喘症状更加复杂。因此这更需要我们对老年性哮喘予以重视。平时我们在使用药物治疗以达到平喘止咳化痰外，饮食调养同样应该受到重视，因为它有辅助治疗和预防哮喘的作用。

首先需要给老年病人多补充优质蛋白质，如鸡蛋、牛奶、瘦猪肉、家禽、鱼及大豆制品。老年人哮喘病人抵抗力降低，容易患感冒，因咳嗽而诱发哮喘，平时应多吃新鲜蔬菜和瓜果，或再加服维生素C，这样有利于增强抵抗力预防感冒的发生。新鲜的蔬菜和瓜果包括：萝卜、刀豆、丝瓜、梨、橘子、枇杷、西瓜、核桃等。尽量不吃或少吃肥肉、海鱼、虾蟹等容易引起过敏及助湿、积痰、动火的食品。总之平时老年病人饮食宜清淡为主，以酥软容易消化为宜。另外还要注意多补充水分，避免摄入过多的糖与盐。

35

哮喘病人"食补"要注意什么？

根据中医理论，中药有补阴、补阳、补气、补血之分。其实"药食同源"，食物也有类似的区分。

补阴食物有：百合、梨、青甘蔗、银耳、蜂蜜、蜂乳、饴糖、冰糖、龟肉、甲鱼、乌贼骨、燕窝、蛤蜊肉、鸭蛋、绿豆、西瓜等。

补阳类食物有：胡桃肉、羊肉、狗肉、鹿肉、海参、海虾等。

补气类食物有：大枣、栗子、粳米、糯米、花生、扁豆、山药、莲子、荔枝、黑木耳、牛肉、猪肚、猪肾、羊肺、鸡肉、鸽肉、鹌鹑、黄鳝、鲫鱼、青鱼。

补血类食物有：龙眼肉、红枣、胡萝卜、猪肝、羊肝、葡萄、牛肝、赤豆等。

许多食物的补益作用，往往不是单一的，常可以兼有补气、补阳，或补血、补阴的作用。个人体质也有阴阳之分，哮喘病人应当请医生把脉辨证，了解自己属于哪种类型的体质，这样在日常生活中就可以有的放矢地适当加以选择合适自己的食物。

36

哮喘病人饮用豆浆应注意什么？

许多哮喘病人对某些动物蛋白质产生过敏，因此用植物蛋白质来补充营养。豆浆是价廉而营养价值高的饮品，很多哮喘病人经常饮用，但是饮用豆浆应当切记讲究科学卫生，改变一些传统的不科学的方法，特别是防止损伤脾胃，影响消化吸收。

（1）忌冲鸡蛋，由于豆浆中的胰蛋白酶可以与鸡蛋中的黏液性蛋白结合，会影响胃肠道的吸收功能。

（2）忌冲红糖，红糖中的有机酸与豆浆蛋白质结合不易消化，而白糖则可以冲入。

（3）忌煮不透，豆浆中的胰蛋白酶的抑制物质经高温才被破坏，不熟的豆浆会引起消化道功能失调。

（4）忌放在保温瓶中，豆浆沾在保温瓶内的水垢上，容易引起细菌繁殖。

（5）忌食用过量，豆浆中含有丰富的蛋白质，食用过量会引起腹胀易消化不良。

37

何为药膳？哮喘病人可常用哪些药膳？

药膳是根据中医理论，将中药与食物巧妙结合而配置的食品，通过烹调加工制作出既具有食品作用又具有药物作用的菜肴，是中医饮食保健的一大特色，从营养学的角度来讲比普通食物更优越。哮喘病人可常用以下药膳：

（1）人参母鸡汤

处方：老母鸡一只（也可以用小母鸡），人参5～10克，料酒、葱、姜、蒜、盐各适量。

制法：洗干净的母鸡在烧开的水中焯一下去血水后（火关了，泡大概3分钟左右）捞出来凉水冲一下，将鸡放砂锅中，放姜片和大葱段、人参，

大火炖开，开小火炖2～3小时，出锅前5分钟放盐调味就可以喝汤了。功效：益气健脾补肺，补髓养心安神，养颜护肤美容。

除了哮喘病人，凡体质较弱、经常生病的人群经常食用鸡汤均具有益气养肺、调节免疫、抗疲劳的保健的作用，还可以预防感冒。也可以用治劳伤虚损、气血不足、阳痿、失眠、健忘、惊悸、食少、泄泻、消渴、小便频数。

常食有益。

（2）杜仲腰花

处方：猪腰250克，炙杜仲12克，黄酒、葱、姜、蒜、白糖、淀粉、花椒、醋、酱油、味精各适量。

制法：猪腰切成腰花。杜仲加清水熬成浓汁，约50毫升。葱蒜备用。腰花放入碗内放白糖少许，杜仲、黄酒、淀粉等拌匀待用。用武火烧热锅，放入猪油，烧至油八成热时，放腰花。加入葱姜蒜、花椒快速炒散，再加醋、酱油、白糖、味精翻炒即可。

功效：滋补肝肾。

用法：佐餐食用。在病情平稳时，常食有益。

（3）银杏蒸鸭

配方：鸭一只，银杏50克，黄酒、淀粉、姜、盐、花椒、味精各适量。

制法：将银杏去壳，放开水锅中煮熟后，剥去皮膜，切去两头去心，再放入开水余去苦水，最后放入猪油锅内炸一下，捞出待用。

将鸭洗净，去头爪，用盐、黄酒将鸭身内外擦匀后放入盆中，加葱姜，上笼用大火蒸约一小时取出，拣去葱姜，用刀从脊背处切开，去净鸭骨，铺入碗内，齐碗口修圆，修下的鸭肉切成似银杏大小的丁，与银杏混合放在鸭脯上，浇上蒸鸭的原汁，加清水上笼用大火蒸30分钟至鸭肉熟烂，取出翻扣入盆内。

锅内放清汤，加黄酒、盐、味精。再用武火烧开后下水，淀粉勾芡，淋上猪油少许，起锅浇至鸭上即成。

功效：滋阴，定喘，止咳。可用于咳嗽、哮喘、咳痰、阴虚发热等症。

用法：佐餐食用。

（4）补骨脂蒸核桃肉

配方：核桃肉500克，补骨脂50克，甜杏仁30克，生姜10克，白糖300克。

制法：将核桃肉炒黄，取出，切成小块，另将补骨脂、甜杏仁洗净，与核桃肉、白糖拌匀一起捣成碎烂。然后装入瓷盘内，放上生姜后再加一层白糖，瓷盘上不加盖用旺火隔水蒸三小时即可。

功效：滋补肾阳，助肺除寒，顺气化痰。对于老年阳气渐衰恶寒发作的哮喘病人尤为适宜。

用法：每日两次，佐餐食用或作为两餐之内辅食。

（5）黄芪炖乳鸽

配方：黄芪30克，淮山药30克，茯苓30克，乳鸽1只，盐、味精适量。

制法：以上四物共放炖盅内，加水200～250毫升，隔水炖2小时，加入盐、味精调味。

功效：益气补肺，固表定喘。

用法：每隔3～5日服食1次，可常服。

（6）虫草全鸭

配方：冬虫夏草10克，老雄鸭1只，食盐、胡椒、绍酒、葱、姜、味精各适量。

制法：将鸭洗净，劈开鸭头，纳入虫草8～10枚，扎紧，余下虫草与葱姜装入鸭腹内，放入蒸锅中，再注入精汤，加食盐、胡椒、绍酒，上笼蒸1～2小时。出笼后去姜、葱，加味精即可。

功效：补肾纳气定喘。

用法：佐餐食用。

38 有哪些防治哮喘的食疗单方？

防治哮喘的小药方介绍如下：

（1）无花果捣汁半杯温开水冲服。

（2）小冬瓜一个，冰糖90克，瓜剖开（不去瓤）填冰糖合好。蒸熟服用连用7天。

（3）黑芝麻250克，生姜75克捣汁去渣，白蜜75克蒸熟，冰糖75克捣碎蒸液与白蜜混合调匀。将黑芝麻炒后，摊冷，拌生姜汁，再炒，再摊冷，拌白冰糖放入瓷瓶收贮，早晚各服一茶匙，用于急性哮喘。

（4）柚子一个，母鸡一只，切去柚子顶盖，去瓤。将母鸡去毛和内脏，切块塞入柚子皮内，加少许盐和水，用柚子盖盖好。隔水炖三小时，吃肉喝汤。

（5）核桃仁50克，杏仁（炒）25克，捣碎，每服5～10克，姜水送下。

（6）龙葵果（俗称天星星），白酒泡100天，酒浸过龙葵果，每日三次，每次服一匙。

（7）蛤蚧一个，紫河车一个，鱼腥草75克，杏仁10粒，瘦肉少许。先将上述各品洗净，慢火煲汤3个小时以上，加盐调味，分两次服，每十天内煲三次，该方具有补肺益肾、清热化痰的作用，适用于肾虚气喘、肺虚咳喘之证。

（8）猪蹄300克，白萝卜250克，洗净加盐、姜炖熟，分两次服，隔天食用，连服14天为一疗程。该方有补肺平喘，止咳化痰的功效。适用于肺虚久咳，咳嗽痰多之证。

（9）荔枝根汤：取荔枝树根90克，水煎代茶饮，用于急性哮喘。

（10）丝瓜汁：取小丝瓜数条切断，放砂锅内煮烂，取浓汁服用，用于热证咳喘。

39

有防治哮喘的药粥吗？

药膳粥，清淡养胃，便于制作，十分适合哮喘病人。现介绍几例：

（1）珠玉二宝粥

取生山药200克，生薏仁60克，柿饼50克。先将薏仁煮至熟烂，将山药捣碎，将柿饼切成小块煮成糊粥状。常服此粥，具有补肺健脾养胃之功效。尤其对胃口不好的小儿哮喘病人具有明显效果。

（2）干姜茯苓粥

干姜5克，茯苓20克，甘草5克，大米150克。干姜、茯苓、甘草先煎，去渣取汁，再与大米煮成稀粥，用油、盐适量调味，分两次服用，适用于寒哮，症见呼吸急促，咳嗽痰白或恶寒发热，无汗，头痛身痛，舌淡苔白滑，脉紧者。

（3）芦根竹茹粥

新鲜芦根200克，竹茹10克，干姜5克，大米150克。将芦根洗净切段，与竹茹同煎取汁，以药汁与大米同煮为稀粥，粥将成，加入干姜稍煮一分钟，以油盐少许调味，分两次服用，连服3～5日，适用于热哮，症见呼吸急促，喉中哮鸣，痰黄黏稠，苔黄腻，脉浮数者。

（4）山药半夏粥

怀山药60克，半夏20克，先煎半夏，取汁去渣，以汁煮怀山药成粥，加白糖少许，即可食用。

（5）参芪粥

党参、黄芪、怀山药各35克，半夏12克，大米150克，白糖适量。先将黄芪切块，与半夏煎汤两次，取药汁约两碗，混合后，分两份，于早晚各服一份。党参、大米、怀山药，加水适量同煮成粥，加入白糖混匀，煮沸即成，早晚空腹服食，连服3～5日，也可常服。

（6）参枣粥

人参15克，大枣10枚，杏仁10克，生姜6片，粳米200克，牛乳500克，桑白皮适量。杏仁去皮捣碎，入牛乳中搅拌和匀滤出取汁，人参、大枣、桑白皮、生姜加水同煮，煮沸后20分钟去渣滤净，随后下粳米同煮成粥，此粥有明显预防支气管哮喘发作的作用。

（7）核桃仁大米粥

老中医教你如何养好哮喘病

大米 120 克，核桃仁 35 克，加水共煮成粥食用，可常用。有温阳健脾，纳气补肾的功能，可用于调养脾肾阳虚等哮喘。

(8) 麻黄干姜粥

麻黄、干姜各 9 克与甘草 3 克，水煎滤汁，去渣，加粳米 100 克和适量水，共煮成粥，撒入葱白（切碎）3 克，1 日 2 次服用，本粥可作为寒性哮喘的选方。

40

蛤蚧有助于治疗哮喘吗？

蛤蚧为壁虎科动物，药用取其肉质，以尾巴的药用价值最高，因而挑选时以尾巴粗壮长为好。《本草纲目》中说蛤蚧"补肺气，益精血，定喘咳"。蛤蚧具有补肺气，益精血，温肾阳，定气喘，平咳嗽的功用。用于治疗肺虚咳喘，肾虚咳喘。常与人参、杏仁等一起研粉吞服。对于治疗肾虚阳痿有一定的疗效。

以蛤蚧为主的药膳方介绍如下：

(1) 蛤蚧煲胎盘（蛤蚧一只，紫河车一只，杏仁 10 粒，瘦猪肉少许，以慢火煲汤三小时以上）有补肾纳气，化痰平喘的功效。

(2) 蛤蚧冰糖（蛤蚧 2 对，冰糖每次 15 克，将蛤蚧焙干研末，每次用 5 克，兑入冰糖冲服）对肾阳虚哮喘有效。

(3) 蛤蚧炖鸡（童子鸡一只，蛤蚧一对与鸡同锅炖煮，连汤食之）治疗肺脾肾虚型哮喘较佳。

对哮喘缓解期体质较弱的肺肾亏损者，可以服用参蛤散，即以蛤蚧一对，生晒参（或朝鲜红参，具体根据体质而定，畏寒怕冷手足欠温者用朝鲜红参）50克的比例，研成细末，装入胶囊，每天早晚各服 3～5 粒。或制成蛤蚧胎盘丸（蛤蚧一对，紫河车一只，黄芪 40 克，白术 30 克，川贝 20 克，甘草 10 克），制成丸药，每次 3 克，每日早晚各服一次，有补肾定喘之效，常服有预防哮喘复发的作用。

41

冬虫夏草有助于止喘吗？

冬虫夏草，又名"虫草"，是补肺益肾的良药。它是从其冬天像条虫，夏天像根草的特征而获名，具有补肺益肾，化痰止咳平喘的功能，尤其对于肺气虚或肺肾两虚型或肾虚型的哮喘病人尤为适用，是一种既有补肺作用，又有益肾功效的中药。虫草的特点在于能避免哮喘的发作，因其功效主要是在于扩张支气管，提高机体免疫功能，所以用药治疗的时间应于发作季节的前两个月左右开始，可以煎煮药汁服用，也可以研磨成细末装入胶囊吞服，也可以做成药膳服用。

虫草煲鸭子（与绿头老鸭同煮至酥烂，或隔水蒸成酥烂，每次用虫草5～10克），虫草瘦肉汤（虫草5克，瘦猪肉100克，煮汤服用），虫草参芪乳鸽汤（虫草6克、人参3克、黄芪15克、茯苓15克、白术9克、陈皮6克，加乳鸽一只，隔水炖至乳鸽熟透，食鸽肉，饮汤汁），虫草炖鹌鹑（虫草8克，鹌鹑8只，鸡汤300克）等同类药膳具有滋肾补肺、平喘止咳的功能，有经济条件者可以常服，预防哮喘的作用非常显著。

42 防治哮喘的常用茶饮有哪些？

哮喘病人从预防的角度出发，不妨选择一些茶饮，作为保健之用。

（1）橘杏丝瓜茶

配方：干橘皮10克，杏仁10克，老丝瓜一段，绿茶20克。

制法：干橘皮洗净，杏仁温水泡去皮，老丝瓜洗净，同放锅内，加清水适量，用武火烧开后，转用文火煮20分钟，去渣留汁，以汤汁冲泡绿茶。

功效：理气化痰，宁嗽定喘。治疗一般哮喘、支气管炎之咳喘，痰多证。

用法：代茶饮。

（2）丝瓜花蜜茶

配方：丝瓜花10克，蜂蜜15克，绿茶20克。

制法：将丝瓜花洗净与茶叶一起放入茶杯内，加开水冲泡后盖上杯盖，浸泡10分钟，再把蜂蜜倒入搅匀即成。

功效：清肺平喘，适用于肺热型支气管哮喘。

用法：代茶饮。

（3）山楂胡桃饮

配方：胡桃肉150克，山楂50克，白糖200克。

制法：将山楂放入锅内，加清水，煎煮三次，每次20分钟，过滤去渣取汁，三次煎汁合并，用小火煎熬浓缩至 1000 毫升，胡桃仁加水浸泡半小时，用打浆机加水调匀。将山楂汁、胡桃仁浆与白糖一起搅拌，烧开即成。

功效：补益肺肾，润肠消食，对肺虚引起的虚喘证有效。

用法：每日两次，早晚各一杯。

43 核桃仁能平喘补肾吗？

核桃仁是平喘补肾的良好食品。在干果类的食品中，人们较喜欢食用核桃仁，最常见的是核桃仁与黑芝麻一同炒热研粉，每到冬季食用者较多。它不仅对哮喘病人有防治作用，还有补肾、生发的功效。核桃仁味美多脂，营养丰富，蛋白质和脂肪含量较高，还富含有维生素 A、维生素 E、维生素 B，烟酸，以及钙、磷、铁、锌等人体必需的营养物质，而且易于吸收，对哮喘病人极为有利。

中医本草认为，核桃仁味甘，性温，补肾助阳、补肺、镇咳祛痰、润肠通便，对于肺肾两虚型哮喘以及肾虚、肠燥便秘者有良好的治疗作用。病人虚喘久咳，大便干结，可用核桃仁加清盐水炒熟食用，也可与人参一起煎汤服用。

44 有人说咖啡可以缓解哮喘的发作，这正确吗？

众所周知，食用咖啡中含有咖啡因，有关研究报告指出：咖啡因能使哮喘病人痉挛的支气管扩张，喘息症状得到缓解。这种效应在 100 年前即有人指出，所以儿童和成年哮喘病人，在哮喘发作时如果没有止喘药物，可以先喝上一杯浓咖啡以缓解症状，这对某些早期哮喘病人有一定的帮助，但不能以此来代替药物的治疗。因此，咖啡可以缓解哮喘的发作，但不能把浓咖啡作为长期自我治疗的方法，因为咖啡因的其他药理作用，如对心血管系统的作用，并不适宜哮喘病人。

45

哮喘病人多食百合有哪些好处?

百合性味甘平,晒干时带点苦味,在中医的性味归经上,归入肺经和心经,具有润肺止咳,宁心安神,帮助睡眠的效果。支气管哮喘的病人,食用百合有助于病情的改善,就是由于百合富含水分的特性,它可以解渴润燥,最适合哮喘病人夏秋之季及冬季食用。

百合是很安全且值得推广的食物,由于甘平的特性,适合一般哮喘病人食用,而且不会对孕妇造成不良的影响。

百合在营养学上含糖分较高,算是淀粉类食物。若在选购干百合时,则注意不要挑太漂亮、太白的颜色,因为有些商贩为了招引顾客,维持百合漂亮的颜色,在处理加工的过程中使用二氧化硫去熏,这样的百合的口感往往带有酸酸的感觉,正常的干百合白底带黄,品质才佳。

百合加上木耳、莲子煮成甜汤可以清热化痰,百合与桂圆肉同煮当茶喝也是不错的润燥饮品。

46

干姜为何能缓解部分哮喘?

《内经》中有一句"虚邪贼风,避之有时"的名言,意思即是指避免在不注意时受风寒之邪侵袭。寒性哮喘的病人"弱不禁风"最易受风寒外袭而发病。有一种预防的方法是嚼服干姜。生姜切成片晒干,或用微火烤干,即成干姜,一般中药房均有出售,取干姜少许放入口中咀嚼,就是干姜嚼服法。咀嚼干姜能缓解支气管哮喘的症状。

中医认为,干姜为治疗寒饮咳嗽的要药。干姜性温味辛,具有散寒温中、祛痰止涎止呕的功用,对老年慢性寒喘证有较好的功效。金元四大家朱震亨说干姜"入肺中利肺气"。所以气候骤变之际或受凉咳痰之时,取干姜少许嚼之,有散寒祛痰之功。在感冒咳嗽时,睡前含一片干姜,晚上咳嗽就会减轻。

据现代医学药理分析,干姜主要含有姜辣素、龙脑、柠檬酸等成分,这些挥发油成分均具有祛风散寒逐邪的作用。民间习惯在淋雨或涉水后,煮生姜红糖水喝,就可预防风寒感冒。干姜还具有兴奋运动中枢和交感神经的作用,可增强黏膜细胞的纤毛运动，有利于痰涎上运后排出，这些均与干姜的药理作用有关。

47

黑芝麻防治哮喘的作用和用法是什么？

黑芝麻性味甘平，具有补肺气，养阴补虚，补血润肠，止咳化痰平喘，乌发等功用。适用于身体虚弱，头发早白，贫血萎黄，大便干燥，咳喘，神经衰弱，失眠，高血压，头晕耳鸣等。

治痰少咳喘：黑芝麻 120 克，白糖 30 克，共捣烂和匀，每次开水冲服 15～30 克。

治久咳喘：黑芝麻油 30 克，羊肝 60 克，共炒熟，入盐少许内服。

治久咳少痰哮喘：黑芝麻 12 克，甜杏仁 9 克，共捣烂，开水冲服，或加冰糖适量隔水蒸服，每日一剂。

治慢性咳喘：黑芝麻、生姜各 15 克，瓜蒌一个，水煎，每日一剂。

治小儿哮喘：芝麻秸切断，放瓦片上烧存性，研末，以豆腐蘸食。

48

白木耳治疗哮喘的功用是什么？

白木耳又名银耳，性味甘平，具有清热润肺，生津养胃，滋阴益气活血，补脑及强心等功用。入肺胃肾三经，能清肺之热，养胃之阴，滋肾之燥。特点是滋阴润肺，健胃补脑而无刺激，对肺热咳喘，肺燥干咳，痰中带血，老年慢性咳喘等均有疗效。

银耳汤：银耳 25 克，水浸泡后洗净，锅中放入清水，银耳煮烂盛入碗中，其上撒以茉莉花即成。每日服食对肺热咳喘，痰中带血，老年支气管哮喘有良好效果。也可以与百合同用，为银耳百合汤。

益寿银耳羹：银耳 15 克，浸泡洗净，枸杞子、龙眼肉各 15 克，洗净，共炖烂后加入冰糖 150 克溶化即成。本食疗方具有补肾强身，养阴调肺的功用。对肺阴不足，干咳哮喘，有辅助治疗效果。也可供神经衰弱、年老体弱等体质者食用。

双耳汤：银耳、黑木耳各 10 克，温水泡发洗净，入碗中放少量水及冰糖，隔水蒸一小时即成。每日一剂，分一次或多次服用。具有滋阴润肺，益胃生津的功用。用于阴虚咳喘。

枸杞头炖银耳：银耳 12 克，枸杞嫩芽 15 克，冰糖适量，鸡蛋一个，银耳先洗净，鸡蛋取蛋清，砂锅加水烧开，放入鸡蛋清及冰糖搅匀再烧开，投入银耳和枸杞嫩芽炖片刻，即可食用。具有滋阴补肾，润肺养胃的功用。适用于咳嗽气喘病人，健康人食之能强壮身体。

银耳氽鸡片：银耳 30 克，水发洗净，生鸡脯肉 120 克，切成薄片，清水漂洗后拌以鸡蛋清，烧开水，氽鸡片，取出转入已开的鸡汤锅中，再放入银耳及调料即成。具有补虚滋阴，润肺养胃的功用。用于咳喘阴虚舌红无苔的病人，对健康者有强身健体的作用。

49 燕窝防治哮喘的功用是什么？

燕窝性味甘平，微咸，具有补肾养肺阴，止咳化痰的功用。适用于哮喘、咳嗽、肺气肿、肺结核、支气管炎、咯血等。

治阴虚型的咳嗽哮喘：燕窝 6 克，银耳 9 克，冰糖适量，银耳泡发洗净，与燕窝、冰糖一起放入碗内，隔水炖熟服用；或燕窝、西洋参各 3 克，隔水炖熟服用。

50 梨防治哮喘的功用是什么？

梨，味甘微酸，性凉。生津止渴，止咳化痰，清热降火，养血生肌，润肺去燥，清心解酒毒。适用于热喘烦渴。梨生用清六腑之热，熟用滋五脏之阴。

治一般咳喘：鲜梨 500 克，贝母 6 克，白糖 30 克，去梨皮，剖开去核，纳入贝母粉、白糖合起，放在盛器内适量加水蒸或煮熟服用。

治燥咳喘：梨一个，川贝末 3 克，冰糖末 9 克，梨剖开去核，纳入贝母、冰糖末合起，煨熟内服。

治咳喘气短：梨、白藕、白萝卜各 250 克，共煎熬成膏状，再入白蜜 500

克，胡桃仁 120 克，调匀，临睡前服 1～2 茶匙。

治阴虚火盛咳喘：雪梨 120 克，生姜 30 克，共捣汁去渣加蜜 120 克，共煎至沸。入瓷瓶内封口备用。最能滋阴降火止咳喘。

治咳嗽痰中带血：鲜梨留皮去核一个，鲜藕去节 500 克，鲜荷叶去蒂一张，柿饼去蒂一个，大枣去核 10 枚，鲜白茅根 30 克，用水共煮汤，代茶频饮。

治气管炎咳喘：鲜梨若干，加水适量，熬浓去渣，加冰糖适量收膏。每次 1～2 匙温开水冲服，每日 2 次。

51 橘子防治哮喘有什么功用？

橘子全身都是宝，它的肉、皮、核、络、叶等，不仅均可食用，而且均可作中药，橘皮性温味辛苦，入肺脾二经。具有健脾、理气、燥湿、祛痰、镇咳、止逆和止胃痛的功能。可治脾胃气滞，咳喘痰多等。橘红和橘白，两者都是从橘皮（陈皮）中分出来的，其功效类似陈皮。橘皮外层色红者为橘红，味辛苦性温，具有下气消痰，镇咳作用。橘皮内白皮为橘白，味苦性平，具有化痰顺气，和胃而无燥热之弊，主要用于痰滞咳喘，胸闷胸痛。橘络为橘皮内层下的一些筋膜，味甘苦性平，具有活络、化痰理气，消滞的功用。橘核为橘子的种子，性温味苦，具有理气散结，止痛的功用。橘叶性味苦平，有疏肝引气，消肿散结的作用。

治哮喘、急性气管炎：橘红 60 克，蜂蜜 250 克，生姜 30 克。橘红、生姜洗净用两碗水煎至一碗倒出，再加水一碗，煎至半碗，两次煎熬液混合至一碗加入蜂蜜加温溶化即可。每日三次，每次 2 汤匙。

治慢性气喘：橘皮、神曲、生姜各等份，洗净焙干为末，蒸饼为丸如梧桐子大小。每次 30～50 丸，每日三次饭后服。

糖渍橘皮：鲜橘皮或泡软的干橘皮适量，洗净切丝入锅，再加橘皮重量一半的白糖，加水浸过，加热煮沸，微火煎至将干，将橘皮盛入盘内，待冷，再撒入橘皮重量一半的白糖拌匀，餐后经常服用。治疗咳喘痰多。

52

萝卜治疗咳喘有什么功用?

萝卜有白皮、红皮、青皮红心等不同品种,但功效近似。萝卜味辛甘性温,具有健脾消食,化痰定喘,下气,定中理气,活血,解毒等功效。适用于风寒咳嗽、急慢性气管炎、支气管哮喘、消化不良等。

治风热咳嗽:生萝卜、鲜藕各 250 克,梨 250 克,洗净切碎绞汁,汁中再加入蜂蜜 250 克调匀备用。不拘量开水冲服。

治风寒咳喘:白萝卜一个,洗净切块,与蜂蜜 30 克,麻黄少许,隔水蒸熟服用,每日一剂。

治咳喘气短:白萝卜籽、大梨、白藕各 250 克,橘红 6 克,共熬膏。入白蜜500 克,核桃仁 120 克调匀,每临睡前服 1~2 茶匙。

53

蜂蜜防治哮喘有什么功用?

蜂蜜味甘酸性平,安五脏,益气补中,止痛解毒,除百病和百药。久服清心轻身,延年益寿。用于胃十二指肠溃疡,神经衰弱,高血压,咳喘等。

治咳喘日久:蜂蜜 60 克,猪板油 60 克化油去渣并倒入蜜中溶至沸,盛入碗内备用,每早晚一次开水冲服一汤匙,冬季用量可加倍。

治阴虚肺燥,咳喘日久:蜂蜜 30 克,装入大白梨(去核)或大白萝卜(挖洞)中,隔水蒸熟服之。每日服两个,连服数日。

治慢性气短咳喘:蜂蜜 35 克,放入锅内微热后加入水适量,打入鸡蛋一个,每天早起或晚睡前服食。

治咳喘痰中带血:百部、白芨各 12 克,瓜蒌 15 克,水煎后去渣取汁,再调入蜜适量即成,每日一剂,分两次服。

第三篇

住

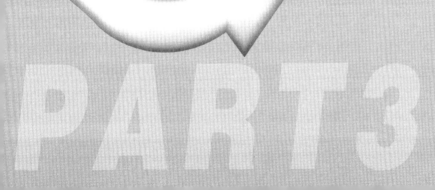

1

如何选择哮喘病人的居住环境？

选择好哮喘病人的居住环境是防止哮喘发作的重要方面，哮喘病人的居住环境如何选择？

（1）哮喘病人的居住环境要避开排放烟尘的厂房。随着市场经济体制的建立，工业快速发展，工厂如同雨后春笋建立起来。工厂排放的烟尘、二氧化碳等对人的鼻、咽喉、气管及肺部会产生不利的作用，可以引起气管和支气管的痉挛，使得管腔缩小，黏膜分泌过多的黏液，导致哮喘发作。因此哮喘病人的居住环境要尽量避开排放烟尘的厂房。

（2）哮喘病人的居住环境要避开汽车流量大的道路。这主要是因为汽车流量大，排出的尾气就多，汽车尾气所含的氮氧化合物对人体的健康影响很大。氮氧化合物进入肺部后，能转化为亚硝酸和硝酸，对气管产生损害，引起急性哮喘。因此哮喘病人的居住环境要注意远离汽车流量大的道路。

（3）哮喘病人居住环境要避开花卉集中的地方。这是因为空气中最常见的致敏物质就是植物的花粉，这些致敏物质的吸入可以导致哮喘的发生，因此哮喘病人的居住环境要避开花卉集中的地方。

（4）哮喘病人的居住环境要避开家禽养殖地。家禽的羽毛碎屑也是一种致敏物质，哮喘病人吸入空气中的动物羽毛碎屑，极易产生过敏反应引起哮喘。

（5）哮喘病人的居住环境要注意通风向阳。因为密闭阴湿的居住地容易导致霉菌滋生，而霉菌也是导致哮喘发作的致敏因素，因此哮喘病人的居住环境最好选择空气流通好，地势适当高，坐北朝南的地势，这样一个干爽宜人的居住环境才适合哮喘病人。

2

如何控制污染的环境对哮喘病人的影响？

污染的环境是哮喘病人的大敌，污染的环境常常是诱导哮喘发作的主要原因。实践证明，环境污染的程度越严重，哮喘病人数越大幅度增加，为了保护哮喘病人，我们应当了解和研究污染的环境、控制污染的环境。

在我们赖以生存的环境中，诱发哮喘的污染物最常见的是粉尘、油烟、煤气、废气、喷雾剂农药、油漆、胶水，家庭中的被动吸烟也是一种污染源，家禽及宠物的毛屑在空气中飘散也是容易引起人们过敏的罪魁祸首之一。

控制环境污染，尽量减少与污染物接触才是对哮喘病人的最大的保护。在活动区域内的大环境污染，整个社会应当重视环境的保护和治理，控制废气的排放，迁移排放烟尘的工厂，增加生活区域绿化的覆盖，减少农药的使用。在家庭生活的小环境中，家人应当戒烟，不用燃烟蚊香驱蚊，厨房安装油烟机，家中不养宠物，少用或不用化妆品，尽量不接触含苯的黏合剂、油漆、洗洁剂等，家居装修后要通风透气，等有害气体散尽后再搬入新居。不要将有哮喘的患儿带到亲戚朋友刚装修好的新居作客。要处处谨慎为先，预防为主，把环境控制好，哮喘的发病率就会大大下降。

3 哮喘病人为什么要谨慎购房置屋？

随着经济的发展，人民生活水平的提高，购置和装修新房已经是再平常不过的事情。但是并不是所有人都能够享受购房修屋的喜悦的，哮喘病人购房修屋就必须要谨慎。我们常常会碰到这样一些情况，一些哮喘病人刚刚满怀喜悦地搬进新居，意想不到的是哮喘却突然发作了，这是为什么呢？这主要是因为病人搬进新房后受到有害气体的污染和刺激引起哮喘的突然发作或者加重，就算平时身体健康，有时也会因为强烈的高浓度的有害化学气体的吸入而导致哮喘。因此哮喘病人购房修房应当谨慎，不主张购置高层。如果购了房，对于新居的装潢工程必须作全面的考虑和安排，选择适当的装潢材料，如墙纸、油漆、铺设材料、装饰用料、黏合剂，以及地板、家具，应该尽量避免使用容易引起哮喘的装潢材料。另外在装修完毕后的一段时间要打开门窗，让有害气体加快挥发。

4 为什么哮喘病人的家居要"四壁清爽"？

现代家庭，各种家具门类日渐增多，装饰也越来越丰富，家具多了可以满足我们的生活需要，装饰丰富了可以美化我们的生活，但是另一方面也带来了新的问题：家具和装饰的积尘如果不及时打理，就会给人们的健康尤其是哮喘病人带来很大的影响。原来室内尘土中含有大量物质，如人体皮屑、尘螨及分泌物、霉菌及霉菌孢子等，这些物质大多数是过敏性物质，极易飘散在室内空气中，当病人吸入这些尘土后，病人可能很快出现鼻痒、喷嚏频频、浓渍鼻涕，随即出现胸闷和咳嗽发作，因此哮喘病人的家居应当注意保持"四壁清爽"。

哮喘病人的室内家具应当简单洁净，表面易于清扫，避免用厚呢绒制成的沙发、软椅、窗帘和床垫，这些呢绒物品既易积存室尘，又利于尘螨滋生，而且清洗也较困难，室内也建议不要悬挂镜框等装饰品，以免积尘。地面最好单用瓷砖或地板以便于擦洗，勿用地毯。室内避免种植花草，避免使用各种杀虫剂，避免烟草、樟脑味、化妆品等刺激气味。

还要注意被褥芯要用新棉花或蚕丝被，应根据情况 1~3 年更换一次，不能使用羽绒和丝绵被，也不能用动物皮毛制成的被褥和毛毯，床罩、被套要用较致密的布料制成，最好每 10 天左右烫洗一次。研究证明使用 100℃热水即可杀灭尘螨，可使被尘中的致敏蛋白变性。

为了保持室内清爽，不能养各种宠物，如猫、狗、鸟等，这些宠物的皮毛、分泌物和排泄物均可成为哮喘的诱发因素。

另外室内要注意通风，每日至少 2 次，每次根据季节通风 10~30 分钟，室内应定期清除尘土，最好由病人家属处理，一般每 1~2 日清扫一次，大清扫应每月一次。

5

哮喘病人如何使用地毯？

随着生活水平的提高，许多家庭都用上了地毯。地毯的使用给家庭居室增加了豪华气氛、舒适的感觉。但是对于哮喘病人，地毯存在一定的隐患。

无论是羊毛还是人造纤维等材料制成的地毯，由于它的织物密度较小，空隙较大，因此是藏污纳垢、聚积灰尘的场所，也是微小的尘螨、霉菌、细菌、昆虫等藏身之地，可以造成室内空气污染，危害人体健康。比起健康人群，它对哮喘病人的危害更大，常可以引起哮喘的发作。因此哮喘病人使用地毯应当注意以下几个方面：

（1）居室最好不要使用地毯，即使使用也不要直铺地面，仅在床头、门口、沙发铺设小块地毯即可。

（2）经常用吸尘器吸尘，或用专用地毯清洁剂来清洁地毯。

（3）梅雨季节应将地毯晒干清洁后收藏起来。

（4）哮喘病人不要坐在地毯上，更不要直接在地毯上睡觉。

（5）哮喘患儿的居室最好不要用地毯。

6 为什么哮喘病人的居住地和居室不能"拈花惹草"？

春秋二季是旅游的黄金季节，花絮飘飞，色彩斑斓，哮喘病人常常禁不住花花世界的吸引与家人一同结伴出行，好不快乐，但是常常是乘兴而去，扫兴而归，皆因旅途中突然哮喘发作，大煞风景，这是为什么呢？这都是花粉在作祟。

空气中飘散的各种花粉是引起过敏性哮喘的一组重要的过敏原。目前已知可以引起人类致敏的植物花粉多达数百种。由花粉引起过敏性哮喘，其机制主要与Ⅰ型变态反应有关。由于由花粉诱发的过敏性哮喘已是临床上常见的疾病，因此近年来有了花粉过敏性哮喘这一诊断名称。

据统计，我国目前因为花粉致敏的发病率在0.9%～5%，花粉过敏的病人应在14万人以上，其中30%～40%伴有过敏性哮喘。因此花粉致敏对于哮喘病人是个不可小视的因素。

实践证明，并不是每一种花粉均能诱发过敏，这些能产生致敏花粉的植物一般具有四个特点。首先是风媒花植物，这类植物主要借风力播散花粉及在空气中飘散，从而致病。其次是生存能力强能在恶劣的环境条件下生长的植物如豚草、蒿草、葎草。第三是花粉产量大，授粉期长的植物。第四是花粉质地轻，体积小的植物，这些花粉极易随空气吸入下呼吸道从而引起哮喘。

综上所述，花粉是引发哮喘的重要诱因，因此哮喘病人的住地如居室不宜"拈花惹草"。

7

为什么哮喘病人要少下厨房？

实践证明日常生活中的刺激性和有害气体是导致哮喘病人哮喘发作的重要因素，尤其是厨房中产生的有害气体，浓度大，种类多，这些气体有些可以直接导致过敏，有些则直接对气道黏膜产生刺激作用，引起哮喘发作。现代中国人厨房、室内有害气体的污染更加严重，是由于我国大多数家庭沿用传统的中式烹调习惯。厨房的污染主要是空气污染，引起厨房空气污染的因素是多方面的，与橱柜的材料、能源结构、所用的食油种类、烹饪方法、食材种类等均有关系。一般厨房中常见的污染物有苯并芘、一氧化碳、可吸入颗粒物、氮氧化合物等，它们在厨房通风不良或不通风，特别是在冬季门窗紧闭时污染更加严重。厨房污染主要来自四个方面：

（1）橱柜的材质污染：橱柜的表面积至少占厨房的 1/3，主要材质人造板在烹调的明火加温下必然会加速甲醛等有害物质的析出。

（2）台面污染：一些人造的台面往往用某些树脂掺加石灰石、石膏粉制成，其中的苯类物质极易挥发。

（3）辅料污染：橱柜现场安装时，若操作不规范，如使用不合格的黏合剂或滥用黏合剂，均会不断地释放有害的物质。

（4）烹饪油烟污染，高温蒸炒是我们的烹饪习惯，而食用油和食物在高温下会产生裂解并生成有害物质。有研究表明，厨房油烟中的有害物质超过 300 种，其中主要是醛、酮、烃、脂肪酸、醇、芳香族化合物等，这些物质均具有肺脏毒性。

因此哮喘病人为了避免接触有害气体，减少哮喘发作，要做到少下厨房。

8

为什么哮喘病人不能钟情于宠物？

随着生活的改善和生产生活方式的改变，很多家庭都通过饲养宠物来排解孤独增加生活的乐趣，还有不少人通过喂养信鸽来丰富业余生活。但是哮喘病人都不能钟情于宠物，这是为什么呢？这要从哮喘病的致病因素说起。变应原是引起支气管哮喘的发病和发展的重要因素，引起哮喘的变应原主要是吸入性变应原。吸入性变应原主要来源于生活环境中的抗原物质，其致敏成分主要是蛋白质，变应原吸入气道后沉积于气道黏膜上，通过局部及全身免疫反应而引起气道变应性炎症。吸入性变应原引起气道变应性炎症分致敏和致炎两个阶段。致敏阶段变应原与气道内的相应的细胞和物质结合形成致敏状态。当再次吸入这些变应原时，就会使得体内致敏的细胞释放炎症介质，引起气道炎症从而导致哮喘发作。吸入性变应原种类繁多，而动物的皮毛是其中重要的一种，猫、狗、鸟等一些家养宠物的脱毛、皮屑和分泌物都是导致支气管哮喘的致敏原，尤其是猫和狗的脱毛所致的哮喘已先后被特异性支气管激发试验所证实。特异性免疫试验可证实，许多病人并不一定直接或密切接触这些宠物，仅仅与它们在同一环境内即可致敏和引起哮喘发作。因此哮喘病人应当远离宠物。

9

哮喘病人的居室和卧具应当如何清理？

因为尘螨是家居中引起哮喘的重要变应原，所以哮喘病人居室和卧具的清理要针对控制尘螨的生长，减少尘螨的密度来进行。

居室中的尘土尤其是卧具中的尘土含螨较多，对其清理至关重要，对居室和卧具的清理的措施主要包括：移去卧室中所有易积尘的物品，定期清扫卧室和通风，可进行洗涤的卧具如床罩、床单、被套和枕套等至少 2 周左右洗涤和烫洗一次。所洗物品在 55℃以上的热水中浸泡 10 分钟即可杀死尘螨。100℃的热水不仅可以杀死活螨，还可以使所有与尘螨有关的变应原变性，致敏性降低。研究表明用凉水进行洗涤只能冲走部分尘螨，不能杀螨，除螨效果不理想。难清洗的卧具如枕芯、棉被胎、床垫等则应经常在日光下暴晒、拍打。在冬季则可将这些卧具放在室外 0℃以下寒冷处利用寒冷和干燥杀灭尘螨。如果条件许可，被褥等卧具应在使用 2~5 年后全部更换一次。近年来的研究证实，使用电热毯可使床铺的湿度减少 24％，使用三个月后可使被褥中的尘螨含量减少 30％左右。

另外还必须注意控制居室的湿度。一些试验已经证实，减少室内的湿度是控制尘螨滋生的主要方法，当室内的绝对湿度＞75％时可引起尘螨的大量滋生。在冬季室内绝对湿度升到75％时室内尘螨浓度也会随之增加，此时如果室外湿度在50％以下，通过通风可达到除螨效果。通风无效时，可以通过除湿机，来降低室内的湿度，此外还可以通过适当使用杀螨剂来控制螨虫的滋生。

10

哮喘病人的家庭为什么要正确使用吸尘器？

吸尘器是现代家庭常备的工具，使用吸尘器有利于居室的清洁卫生，吸尘器能够给我们带来一个清洁舒适的家居环境。但是哮喘病人的家庭要注意，一定要正确地使用吸尘器，这是因为吸尘器如果使用或配置不当，会诱发哮喘病人的哮喘发作。因为吸尘器里的吸尘袋是由不同材质做成的，如果吸尘袋的材质不好，对细小灰尘粒的阻留能力低，在使用吸尘器抽吸灰尘时，灰尘在吸力的作用下通过吸尘袋又从排气口喷回到空气中，对居室空气产生新的污染。在这些灰尘的颗粒中，可含尘螨及尘螨的排泄物，蟑螂的分泌物以及霉菌、花粉等，病人吸入后可引起过敏反应，导致哮喘发作。因此吸尘器一定要使用由超细纤维制成的高效率过滤袋，这样才能使吸尘器达到吸尘而不排尘的目的，从而保障室内空气清洁性，有效地防止哮喘的发作。因此我们在选购吸尘器时，一定要选择配置有高效过滤袋的吸尘器，并要定期对吸尘器清洗消毒，最好是每使用一次即进行一次清理。

11

哮喘病人治疗为什么提倡"单居独处"？

哮喘病人在医院治疗最好居住单人病房，主要是从以下几个方面考虑：

首先，是为了减少过敏原的接触和院内感染的机会。哮喘病人往往对过敏原十分敏感，再加上长期患病抵抗力差，极易造成呼吸道感染，导致哮喘发作。病室内如果病人多，会增加相互感染的机会，再加上家属探视也会无意中把一些过敏原或致病菌带入病室内，增加病人致敏和感染的机会。

其次，要稳定病人的情绪。焦虑、恐惧往往是造成哮喘病人发病的因素。很多哮喘病人哮喘经常反复发作，思想负担很重，情绪不好，如果室内病人多，一人发病就会影响到其他病人的情绪，给其他病人造成恶性刺激，不利于病人的情绪稳定，也不利于增强病人与疾病做斗争的信心。

第三，是为了保证哮喘病人尤其是夜间的充分休息。哮喘病人往往体质比较差，夜间失眠多，还有些病人的哮喘发作多在夜间。而哮喘病人一旦睡眠规律被干扰或打乱，很难恢复平静，造成失眠的恶性循环，以致哮喘的更多发作。若病房一室多人，一人发作，必然波及其他人。

12 哮喘病人如何使用空调？

随着生活水平的提高，空调机不仅安装于商场、饭店、办公室，更普及到了千家万户，当然也给人们带来了冬暖夏凉的舒适。哮喘病人当然也喜好空调，但是有不少的病人反映使用空调在享受舒适的同时，却又带来了新的烦恼，许多病人尤其是老人和儿童不能适应那种室内外温差大的环境，反而容易出现感冒发热，继而导致哮喘发作。如在夏季为贪凉喜欢将冷风直接吹在身上，或者对着冷风口睡觉，这样更容易引起感冒。冬天窗口紧闭，空气不流通，室内空气浑浊，而湿热的空气适合于尘螨和细菌的生长，同样容易引起呼吸道的致敏和感染，而导致哮喘发作。另外病人长期待在空调房内生活，常常会导致头痛、头晕、乏力、注意力不集中、精神萎靡、情绪低落。那么哮喘病人如何使用空调呢？

首先，使用空调要注意室内经常换气通风，夏天早晚凉爽时和冬天中午太阳普照气温较高时，都应当打开窗户让室内空气流通，保持空气清新。其次，打开空调时，尤其是夏季，切记勿只图一时之快直接在风口吹空调。夏季高温季节夜晚最好关闭室内空调，打开客厅空调，让客厅凉风间接传递到室内。第三，使用空调要根据室内湿度情况。也可使用除湿或保湿装置，湿度过高要除湿，湿度过低要加湿，必要时使用空气过滤装置，使室内空气干湿适中，清洁干净。

13

有些哮喘病人为什么喜好当"候鸟"?

有些北方的哮喘病人一到冬季就背井离乡，飞往南方，很多病人反映，一到南方原本在冬季好发作的哮喘便减轻了或者不发了。所以尽管每年南北往来，有些劳顿，但是他们却乐此不疲，甘当候鸟，这是为什么呢？

原来这主要是气候和环境的改变带来的结果。首先，气候对哮喘有很大的影响。特别是温差幅度较大的气候可以成为诱发哮喘的一种重要刺激因素，许多研究表明吸入冷干空气可以导致气道高反应性而诱发哮喘发作。当病人冬天从干冷气候的北方迁往温暖的南方当然会减少哮喘的发作。其次，空气中飘散的过敏物的地区性差异。各地区之间飘散的过敏原有很大的差异，室内的过敏原种类和密度也是因地区而异。因此久住北方已对当地变应原产生过敏的哮喘病人随着南迁会出现症状好转或消失的现象。第三，某些地区有特定的致敏物质，如北方是我国重工业集中地区，空气中飘散着大量的工业刺激性气体或粉尘，病人到了南方避开了这些气体和粉尘，哮喘发作当然会受到控制。第四，居住环境的改变，当"候鸟"的病人居住地迁移，居室的环境当然改变，这就使原有的过敏原和刺激物发生了改变，从而影响到哮喘病的发生和发展。

病人朋友，您是不是想试试当一次"候鸟"呢？

14

哪些工作环境可以导致职业性哮喘?

近年来随着工业的发展，引起哮喘的职业性工作渐次增多。引起支气管哮喘的职业性因素为在工作环境中吸入或接触一些与职业有关的刺激性气体、化学物质、工业有机尘和无机尘、金属盐等职业性致敏物质。主要的职业环境有几大类：

（1）刺激的气体环境

如电子工业的松香烟雾、包装工业的聚氯乙烯烟雾、电焊工业的碳尘烟雾、化工业的酸类挥发物，含有这些气体的环境均可诱发哮喘。

（2）工业有机尘埃环境

包括棉纺、麻纺厂的棉尘、麻尘，木材加工厂的木尘，粮食加工厂粮仓的灰尘和面粉尘，制糖厂的过滤尘。

（3）酸类物质环境

塑料厂、油漆厂、橡胶厂、印刷厂里的甲苯二异氰酸酯等均是职业性哮喘的重要致病因素，其作用机制是双重性的：既具有变应原性质，又可直接对气道黏膜产生刺激作用。

（4）酸酐类物质环境

如塑料、纤维工厂释放的邻苯二甲酸酐等类物质，都具有变应原和刺激的双重作用。

（5）金属盐类环境

如化学制药厂的铂复合盐，电镀及电池厂的镍盐、钴盐，染料及化工厂的钴盐都会诱发哮喘。

（6）酶类物质环境

如食品厂的胰蛋白酶、洗涤剂厂的枯草杆菌蛋白酶等都可以诱发哮喘。

由于以上这些环境都会诱发职业性哮喘，因此应当加强环境控制，使生产流程密闭自动化，另外也可以应用低抗原性的替代品，从而改善工作环境，减少职工对一些容易引起哮喘的物质的接触。

15 种植、摘采蘑菇为什么会引起哮喘？

到了节假日很多家长都喜欢带领小孩到农家乐去享受休闲生活，到大棚去采摘蘑菇原本让小朋友十分高兴。可是进了大棚，有哮喘的小孩突然发起了哮喘，一次本该欢乐的活动到头来不得不扫兴而归。还有些从事蘑菇种植的工人常因脚瘙痒、咳嗽、胸闷，甚至哮喘而去医院就诊，这样看来都是蘑菇惹的祸。

蘑菇为什么能引起哮喘呢？原来蘑菇在其孢体刚一刮开时，菌伞即已张开，开始持续释放孢子，至采摘旺期菌伞释放孢子就更多了。据估计1个蘑菇伞就可产生10亿个孢子，尤其在通风条件差的栽培室内，大量孢子漂浮于空气中，形成肉眼可见的"孢子雾"。孢子实际上就是一种过敏原，有过敏体质的人吸入一定量的孢子后，便可引起呼吸道过敏反应，轻则仅表现为咳嗽、咳痰，重则可出现哮喘发作。

防止由蘑菇引起哮喘，应尽量避免或减少对孢子的吸入，由于栽培室需要维持一定的温度和湿度，不能经常通风，所以室内空气中经常维持着很高的孢子浓度，必须采取积极的预防措施：①选择通风条件好的场所作为栽培室；②蘑菇成熟期，每天清晨须对栽培室先进行通风排气后，工作人员和参观采摘人员再进入；③栽培与采摘人员应当佩戴口罩；④采摘蘑菇时先洒水后采摘，减少孢子的散发。

16

谁是家居中引发哮喘的第一昆虫杀手？

尘螨是诱发支气管哮喘的重要变应原，因此有人将尘螨称之为家居中引发哮喘的第一昆虫杀手。目前已经有几百项研究证实了尘螨与支气管哮喘发作有着密切的关系，因此近年来有人提出了尘螨过敏性哮喘的诊断名称和概念。由于尘螨呈世界性分布，几乎所有的国家都有关于尘螨的报道，所以有人指出尘螨过敏性哮喘是世界各国临床上常见的哮喘之一。

尘螨过敏引起的支气管哮喘的发病机制主要与变态反应有关。世界各国的许多研究者通过临床观察、尘螨皮试、鼻黏膜和支气管的尘螨吸入激发试验等方式，都证实了尘螨是诱发支气管哮喘的主要吸入性变应原，以上这些都提醒我们必须充分认识尘螨与支气管哮喘的关系，采取有效的防治尘螨的措施。

尘螨是动物，成虫呈椭圆形，体积微小，长200～300微米，只有在显微镜下才能看到，温度和湿度是影响尘螨生存的两大主要因素。温度在0℃以下持续24小时，尘螨多不能存活，0℃～7℃时虽能存活但无繁殖能力，17℃～30℃是它生存繁殖的最适宜温度，35℃以上时尘螨可死亡。空气湿度对尘螨的生存也有着重要的影响。相对湿度>5%～8%为尘螨生长繁殖的最佳湿度，相对湿度在5%

以下即可导致尘螨死亡。因此在我国北方，尘螨的繁殖季节以 6～10 月为主，在我国南方许多地区尘螨可常年繁殖。尘螨以人体脱落的皮屑为食物，主要寄生于卧室的床铺、地毯或沙发上。了解了以上这些螨虫的习惯，我想也许能帮助你制服这个第一昆虫杀手。

17

哪些花粉、哪些季节可以引起"花粉过敏性哮喘"？

花粉是人们最早认识的变应原，能引起支气管哮喘的花粉主要是以风为传播媒介的气体花粉，气体花粉在空气中飘散有地域性和季节性的特点。

可以引起支气管哮喘的花粉目前已知达数百种，这些植物均有固定的花期，由于我国面积广阔，跨越温带和亚热带，因此可引起致敏的花粉种类繁多，根据花粉的飘散季节可以分为三大类：

（1）春季花粉植物。常见的春季致敏花粉包括杨原、榆原、柳原、枫杨原、白桦原、银杏原、松原、槭原、柏科、悬铃木、胡桃原、桑原。我国南方在 2～5 月时，花粉飘散的种类以松原、柏科、桉原、枫杨原为主。我国北方在 4～6 月时花粉种类以杨原、榆原、松原、柳原为主。

（2）夏季花粉。我国以乔本科植物花粉为主，主要包括玉米、高粱、小麦、葎草、莎草、苋科植物的花粉，夏季花粉的飘散季节以 6～8 月为主。

（3）秋季花粉。以杂草花粉和乔本科植物花粉为主，主要包括豚草原、蒿原等秋季花粉，以 8～10 月为主要飘散季节。我国北方以蒿原花粉为主要致敏花粉，我国南方的秋季和夏季花粉相似，以乔本科植物花粉为主。这里要说的是豚草花粉，本来是北美等国家生长的主要致敏花粉，近年来随着粮食的进口被带入国内，在很多地区大量生长，因此出现了许多豚草花粉症的病人。

多了解以上的知识可能对预防"花粉过敏性哮喘"有很大的好处。

18

室内尘土为什么会引起哮喘？

引起哮喘的反应原常常会跟室内尘土产生联系，所以医学界也把室内尘土划为引起支气管哮喘的主要变应原之一。这种变应原成分比较复杂。室内尘土中的有机成分是引起变态反应的主要致敏原，有机成分主要包括人体的上皮脱屑、动物的皮毛和脱屑、尘螨及分泌物、花粉、植物纤维、霉菌及代谢产物、食物残渣等。室内尘土中的无机成分有时也可能作为一种特异性刺激物诱发气道炎症导致哮喘发作。由于室内尘土成分多杂，往往作为一种混合抗原来处理。

近年来发现，70%的室内尘土过敏性支气管哮喘与尘土中含螨有关，研究表明室内尘土与尘螨之间有着密切的关系，提示尘螨可能是室内尘土的主要成分之一。对室内尘土皮试阳性的病人中也常常对人的上皮抗原皮试呈阳性反应，提示人体皮屑也是室内尘土中的主要抗原成分，由于卧室和卧具中尘螨和人体皮屑较多，所以来自卧室和卧具的尘土的抗原性比客厅等处的尘土抗原性要强。由于室内尘土是引起哮喘的重要来源，因此请千万注意哮喘病人的居室要勤清理，常打扫。

19

居室中的蟑螂也能引起哮喘吗？

蟑螂能引起哮喘这已经是不争的事实，根据相关的学科专家研究证实，蟑螂也是导致城市和城市郊区支气管哮喘的重要变应原，特别是在儿童哮喘上表现得更为明显。蟑螂引起哮喘的主要原因是蟑螂体表的皮屑、唾液、翼须和分泌物等含有一种可以诱发过敏反应的蛋白质，这种蛋白质就是引起哮喘发作的过敏原。据研究，在城市中心区和近郊的哮喘发病率逐渐增加的主要原因与城市密集生活所导致的蟑螂密度增加有关。研究表明城市地区蟑螂过敏的发病率是农村地区的2～3倍，研究还表明，儿童接触蟑螂的概率越大，哮喘发病的概率就越高。

因此为了控制哮喘的发作，我们就必须重视消灭蟑螂这件事。

20

所谓真菌反应性哮喘，如何做好环境的预防？

真菌反应性哮喘就是一种由多种真菌诱发的支气管哮喘，经过免疫检测证实，在所有的真菌中，霉菌是引起气道变态反应性炎症的最主要的变应原。由于温暖、潮湿的自然条件最适宜霉菌的生长，所以人们一般认为真菌反应性哮喘是一种环境性疾病，如果能控制环境中真菌的浓度，就可以有效地防止真菌变态反应的发生或减轻病情的严重程度。

预防方法如下：

（1）尽量保持居室或工作环境内空气干燥洁净，阳光充足及通风良好，必要时可使用空气过滤器，使空气处于经常的循环过滤状态下。目前常用的过滤方法，一种为高效粒子空气过滤系统，是一种微孔机械过滤装置，采用活性炭滤膜将悬浮于空气中大于 0.5 微米的微粒清除 99.97％以上，活性炭滤膜不但可以滤除真菌孢子和微粒，而且可将空气中的真菌霉味分子吸收；另一种为静电吸附的过滤方法，利用静电发生装置将空气中悬浮的微粒通过静电吸附。

（2）真菌变应性哮喘病人的居室陈设应尽量简单，墙壁地面宜用瓷砖铺砌。卧室宜选择在楼上，卧床采用较高的床架，床下不宜堆放杂物。

（3）对于严重职业性真菌变态反应者，应及时改变工作环境。

（4）真菌变应性病人应避免阴暗潮湿的环境如地窖、粮仓、沼泽地及存有霉烂物品的地方。

（5）尽量避免发酵食物及食用真菌的摄入。

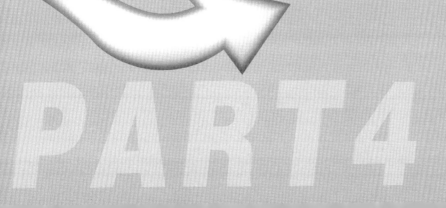

PART4

1

为什么哮喘病人要做到劳作有度？

传统医学认为哮喘是一种本虚标实的病证。先天禀赋不足，脏腑功能失调，导致宿痰内行于肺而成哮喘。哮喘发作时邪盛于肺，但根源则是肺肾脾的亏虚。正如《类证治裁》所言"肺为气之主，肾为气之根，肺主出气，肾主纳气，阴阳相交，呼吸乃和，若出纳升降失常，斯喘作焉"，说明了"肺主气，肾纳气，气出于肺而根于肾"的肺肾之间的密切关系，所以哮喘病人常见于肾气虚者。另外肺与脾的关系也相当密切，若脾虚失运则聚液成痰，上阻于肺，会引发哮喘。总之哮喘证其本至虚，因此哮喘病人一定要切记坚持劳作有度。一方面，不能过度疲劳，以防伤及脾、肾，累及于肺，影响到呼吸的升降出纳的功能。另一方面也要选择性地参加一些体育锻炼，通过适当的体育锻炼，调节气血的运行，强肾健脾益肺，促进脏腑功能的增强，从而提高身体素质，增强抗病能力，预防哮喘的发作。

2

哮喘病人是否仅宜"静养"？

由于过度的疲劳和不适当的体育运动锻炼常常可以诱发哮喘，所以许多的哮喘病人都懒于运动，把"静养"作为预防哮喘的重要措施。特别是哮喘的儿童，家长和老师都担心运动会引起哮喘的发作，而禁止患儿参加体育活动，致使许多哮喘儿童身体素质下降，肺通气功能不良，机体的抗病能力降低，反而使哮喘发作更加频繁。

其实哮喘病人适度地参加一些体育锻炼是完全可以的，也是必要的。哮喘病人或者儿童进行适度的体育锻炼可以促进机体的血液循环和新陈代谢。所谓"调气血，畅运化"，适当运动不仅能提高心脏的功能，还可以提高肺的通气功能，锻炼呼吸肌的张力，促进胃肠运动，加快营养的消化吸收，从而增强体质，提高机体对环境的适压能力，特别是能够提高气道抗感染、抗炎症和耐寒能力。此外体育锻炼还可以刺激机体的交感神经兴奋性，抑制体内炎症介质的释放，增加食欲，愉悦心情，增强战胜疾病的信心。总之哮喘病人不能仅宜"静养"。当然，对于哮喘病人，体育锻炼必须坚持"循序渐进，量力而为"的原则。

3 为什么鼓励哮喘病人参加适当的体育活动？

哮喘病人根据实际情况选择参加一些适当的体育活动，能达到健身治病的目的，有很多的好处。

（1）可以改善器官的功能，尤其是提高心血管的功能储备，改善胃肠的消化功能，从而达到增强体质，提高体能的目的。

（2）通过参加户外运动，可以增强机体非特异性免疫机制及脱敏作用。改善病人对气候等环境改变的适应性，减少呼吸道感染的发生。

（3）运动能使人身心愉悦，促进身体和精神放松，消除压力和紧张，从而缓解支气管痉挛，减轻哮喘的发作。

（4）体育锻炼有助于减轻气道的痉挛，改善肺的血液循环，使气道内的黏液稀释，容易排出。

（5）通过专门的呼吸练习，改变呼吸形式，可以提高呼吸效率，减轻喘息程度，形成新的呼吸运动后可以减少哮喘发作次数，减轻发作症状，同时对肺气肿、肺心病起防治作用。

我们应当鼓励哮喘病人多参加适当的体育运动。

4 哮喘发作时能进行运动吗？

哮喘发作的病人是绝对不能运动的，由于哮喘发作时病人已处于全身缺氧状态，此时进行体育锻炼会大幅度增加病人的耗氧量，加重机体缺氧。积极治疗并充分休息是缓解缺氧的最好的办法。哮喘病人的体育锻炼主要应在缓解期进行，只要哮喘不发作就可以坚持适当的运动。

5 哮喘病人发热时为什么不能运动？

虽然要求哮喘病人锻炼身体要做到持之以恒，但是病人发热时一般是不适宜

老中医教你如何养好哮喘病

进行锻炼的，这主要是因为：

（1）哮喘病人发热常常是感染性疾病在体内发生和发展的反映，这时最需要的是休息，以便使身体的防御功能不受干扰，让体内的"卫士"集中力量战胜致病因素。

（2）发热时身体组织的蛋白大量分解，维生素大量消耗，而体育锻炼又进一步增加体内能量物质的消耗，这样就会更加削弱和降低机体的抵抗力。

（3）感染时病人体内产热增加，而进行体育锻炼时体内分解代谢增快，产热也会增加，这样就会热上加热，犹如火上浇油，这样的高热刺激会对身体产生不良的影响。

（4）发热的病人心跳和呼吸加快，肺的有效通气量减少，如果这时再进行剧烈运动，会进一步引起肺的过度换气，造成缺氧就会加重气短和喘息，进一步增加心脏的负担，还会造成急性心功能不全。

6

哮喘病人应该选择什么样的环境进行锻炼？

现代化的进程促进了经济的发展，给人们的生活带来了很多的方便，但是随之而来的环境污染也给人们带来了很多的麻烦。人们愈来愈认识到环境对人体健康有极大的影响，人们也更加重视锻炼的环境。哮喘病人在什么样的环境里锻炼好呢？哮喘病人锻炼的理想环境当然是山区和农村。生活在山区的人们身体大多健康，哮喘病人身处地势较高的环境中，病情可以得到缓解，其原因在于山区的气温、湿度、气压均较低，日光充足，空气新鲜，而且山区空气中阴离子较多，这些对改变哮喘病人的身体素质，促进新陈代谢，避免哮喘病的发生都是非常有益的。而广阔的农村，没有城市的高大建筑物，没有林立的烟囱、车水马龙，那里安静空旷，阳光充足，空气新鲜，有益于增进哮喘病人的健康。在这种山区或农村的环境条件下进行运动和锻炼，可以消除心理紧张，在增强体质和体能方面往往能得到非常好的效果。

那么长期居住在城市的哮喘病人怎样选择运动环境呢？病人可以因地制宜，就近选址，选择清晨在城市公园、街道及庭院的绿色地带，因为清晨空气新鲜，汽车尾气排放及噪声干扰少，同时清晨空气中的阴离子浓度也比较高，有益于哮喘病人的康复。

7 哮喘病人运动时应当注意什么？

为了使哮喘病人的运动锻炼能达到预期的目的和效果，必须使锻炼和运动处于放松、随意的状态和符合哮喘病人的特点，科学适当地进行，通常情况下应当注意以下几个方面：

（1）避免竞争性强的项目

哮喘病人进行体育锻炼和运动必须根据自己的病情、年龄和体质选择一些较为自由的、竞争性弱的非竞赛体育项目，如随意性较强的游泳、太极拳、体操、羽毛球和散步等。尤其是游泳运动，可以使呼气延长，有利于加深呼吸运动的幅度，增加呼吸流量，有利于肺内残气的呼出，从而提高肺的通气功能。

（2）做好运动前的准备活动

体育运动锻炼宜遵循先慢后快，循序渐进的原则，切忌急于求成。由于哮喘病人均有程度不同的缺氧和肺功能障碍，突然加重的运动会加重缺氧，不仅不能达到锻炼的目的，还可能造成肺通气功能损害，因此在运动前应有一定时间的适应阶段。

（3）不能运动量过大

哮喘病人往往体质较差，运动量过大容易增加心肺的负荷导致心率过快和肺通气量相对不足，进一步加重病人缺氧状态甚至诱发哮喘发作。要注意的是哮喘病人的合理运动量的心率一般应保持在本人最高心率的 $60\%\sim70\%$ 为宜。当对一定的运动负荷适应之后再逐渐增加活动量。

（4）避免寒冷干燥的环境

体育锻炼和运动后，由于呼吸次数增加，可以加重气道水分和热量的丢失，在寒冷干燥的地方尤其严重，可导致气道内的干燥和冷却，影响黏膜的渗透压，导致气道内炎性细胞释放炎性介质，从而诱发支气管平滑肌痉挛。同时由于哮喘病人均存在气道高反应性，对于冷空气较为敏感，因此哮喘病人应尽量在温暖、湿度相宜的环境中锻炼。

8

哮喘病人如何进行耐力性运动的锻炼？

哮喘病人一般心肺功能都相对较差，进行耐力性运动的锻炼主要是为了增进病人的心肺功能，增强体质。哮喘病人宜在哮喘发作缓解期进行适当的耐力性运动练习，以提高心肺功能，提升有氧代谢能力。耐力运动的原则是做适当适度的运动，并持续一定的时间。具体视体力情况而定。起步阶段可进行散步、太极拳等低强度的运动练习。至体力较好时，可进行快行、慢跑，缓慢的登楼、游泳等。运动强度应控制在运动时的最高心率为"170减年龄数次"的水平。主观感觉以稍有气急，尚能言谈为宜。有条件的做分级负荷运动试验测定最高心率，以最高心率的70%为运动心率，以后提高至80%～90%。

每次耐力运动练习，应做足充分的准备活动，做步行或体操至全身发热或微汗，然后再进行慢跑登楼或游泳练习，结束应作放松运动，使心率逐渐恢复。每次锻炼持续30～45分钟，体弱者可自15分钟开始，逐渐延长运动强度，开始时较低，以后逐渐提高。易发生运动性哮喘者用间歇运动法，可于运动前适当用药。

为了防止诱发运动性哮喘，运动强度应以不引起哮喘发作为宜。同时做充分准备活动，逐步提高运动强度。系统的耐力运动可逐步提高机体对运动的耐受阈，提高机体的活动能力。

9

哮喘病人的运动应把握哪些原则？

哮喘病人是一个特殊群体，哮喘病人进行运动和锻炼，主要是为了增强体质，提高抗病能力，但是如果运动失当又可以引起和加重哮喘的发作，所以哮喘病人一定要把握好以下几个原则：

（1）把握好锻炼的时机。运动和锻炼只适宜于在哮喘发作的间歇期进行，就是在哮喘不发作或者轻微发作时练习，一旦有发作预感时，即应停止运动，防止咳喘发作。哮喘持续状态的病人，常伴有严重的缺氧，甚至二氧化碳潴留和呼吸性酸中毒，不宜进行运动和锻炼，包括呼吸练习。

（2）把握运动量。运动和锻炼要注意体力负荷逐渐增加，练习不应复杂，最好平稳不费力。练习时如出现气急胸闷，可暂时休息片刻，再进行练习。哮喘病人如有心肺功能不全，进行运动时要严格掌握运动量。

（3）把握选择的原则。病人进行锻炼，要把呼吸练习作为主要内容，以放松，腹式呼吸练习为主。在做呼吸练习时，注意不憋气及用力。不同的运动项目对防治哮喘有不同的效果，个体反应也不相同，因此必须根据实情谨慎选择。

另外，哮喘病人如做较长时间的健身运动，为预防运动引起气管痉挛，可在运动前五分钟吸入支气管扩张剂。

10 哮喘病人一般适合怎样运动？

哮喘病人的运动应当根据个人的肺活量的大小来决定。一般成年女性的肺活量为2500～3000毫升，成年男性3500～4000毫升。但是哮喘病人一般体质较差，呼吸功能往往受到影响，肺活量小，所以运动的选择应当因人而异，总体上不宜参加过分剧烈的运动。

哮喘病人希望通过运动来增强体质，首先就是要进行深呼吸的运动训练。实践表明，通过专门的深呼吸锻炼，病人可以增加肺活量300～400毫升，但是如果仅仅只是做深呼吸训练，而不做其他运动，这对于增进呼吸功能的帮助并不大。原因是这种深呼吸运动量太小，尚不能有效刺激肺功能提高。为了有利于呼吸功能的增强，可以参加游泳、划船和跑步等运动。这样锻炼有利于促进呼吸功能的增强。特别是游泳，非常有利于哮喘病人，因为长期坚持游泳还能提高哮喘病人抵御寒冷的能力。体质较差的病人，可以做一些运动量较小的锻炼，如太极拳、散步、慢跑等，只要循序渐进，持之以恒，运动效果就会越来越明显，运动总能给病人带来收获。

11 哮喘病人为什么要进行调整呼吸的锻炼？

哮喘发作时常呈呼气性呼吸困难，这是由于肺泡不能充分呼出气体造成的。在哮喘缓解期进行有利于呼吸的腹式呼吸等调整呼吸的锻炼，可以帮助病人改善这种呼气性呼吸困难。另外由于哮喘病人常常有着不同程度的肺通气功能障碍，经常习惯于胸部运动为主的呼吸形式。机体为了维持血氧饱和度，呼吸肌必须加倍工作，久之可以导致呼吸肌过度疲劳甚而衰竭，不能有效维持正常的呼吸运动。而腹式呼吸锻炼等则可以加强膈肌、腹肌、肋间肌和胸部肌肉的活动，改善其收缩功能，减轻呼吸肌的疲劳。虽然呼吸运动主要靠植物神经调节，但是也可以由病人自己调整呼吸频率和深度来达到锻炼的目的。调整呼吸锻炼的方法有立式和坐式呼吸保健操，这两套保健操的主要目的是使哮喘病人掌握正确的腹式呼吸形式，加强呼吸运动，使病人充分地呼气。腹式呼吸可以在病情发作时依靠膈肌的收缩力量帮助肺内的残气从肺内排出。病人学会腹式呼吸后，在哮喘发作时，病人可以借助腹肌和膈肌的力量，通过日常练就的腹式呼吸以改善病人的呼气性呼吸困难，使肺通气量增加，改善缺氧状态。

12 何为立式呼吸保健操？

这是一种采用站立式进行的调整呼吸方法，是适合于轻中度哮喘病人在哮喘缓解期进行的呼吸保健操。该保健操可以改变病人的呼吸形式，提高呼吸效率，增加哮喘病人的肺活量，增加呼吸的深度和改善呼气性呼吸困难，不仅适合于哮喘病人，还可增强肺气肿、慢性支气管炎等病人的肺通气功能。该保健操室内外均可练习，不受气候影响，除发病期外，一年四季都可进行。方法如下：

预备动作：身体直立，胸部放松，腰部自然挺直，足跟并拢，足尖稍分开。双上肢自然下垂。

第一节腹式呼吸：右足向右移开半步，躯干微前倾 5～10 度，放松上胸部和肩部，双臂自然垂于体侧做腹式呼吸。从呼气开始，呼气时腹部内敛，经口呼气，在呼气时缩口同时发出"啊"或"呜"的声音。这种呼气方式的目的是声门缩小，气管内保持较高的气压以免细小支气管进一步的狭窄。整个呼气过程要深而轻缓，呼气匀速，动作平稳，呼气时间要长于吸气时间，吸气时要用鼻子吸气，腹部隆起，整个过程节奏自然、轻松，持续 4 分钟。

第二节原地踏步：原地前后摇臂做踏步运动，并遵循以下节奏，吸气间踏两步，呼气间踏四步，间歇期踏两步。每分钟踏步 110～140 次，持续 2 分钟。

第三节挺胸抬臂：右足前进一步并挺胸。同时两臂向两侧抬至肩平同时吸气，随后放松动作还原，同时进行呼气。左右足各重复 6~8 次。

第四节侧屈运动：两臂在体侧屈曲肘尖向下，同时吸气，随后双手上举过头，躯干向右侧屈，同时呼气，左右各侧屈 4~6 次。

第五节双腿踢手：双手前平举，同时吸气，右足踢向左手同时呼气，左右腿各重复 6~8 次。

第六节压胸呼吸：双臂在胸前交叉，进行缩口呼气练习，呼气时应缓慢而深地进行，同时口中发出"喔"或"啊"的声音，呼气末时低头，双手臂内收紧贴胸部，似有帮助肺内残气完全呼出之意，呼气时间要长于吸气时间。每次呼气可持续 5 秒左右。共持续 2 分钟。

第七节抱膝呼吸：下蹲，双足跟不离地，弯腰低头，上肢抱紧膝部，同时缓慢呼气，还原时吸气。每分钟 10~16 次，持续 1~2 分钟。

第八节腹式呼吸：同第一节持续 4 分钟。

13 何为坐式呼吸保健操？

坐式呼吸保健操，适合于中老年哮喘病人、中重度哮喘病人或伴有肺气肿和肺心病的病人，主要是在缓解期进行。病人可以根据自己的病情和身体状况，做全套或分节做，室内外均可进行，方法如下：

预备动作：端坐于椅子上，胸部和双肩、双臂充分放松，双手置于大腿上腰部自然挺直，双足双膝分开等肩宽。

第一节腹式呼吸：主要加强呼气锻炼，呼气时腹部内敛，在呼气时缩小口形，发出"啊"或"呜"的声音，整个呼气过程要深而轻缓，尽量把肺中的残气呼出，呼气时间要长于吸气时间，吸气时提倡鼻腔吸气，腹部隆起，反复 16~26 次。整个腹式呼吸过程自然轻松，充分利用腹部内敛，隆起来调整呼吸过程。

第二节抬臂呼吸：端坐，放松上胸部，双臂向两侧平举，稍挺直腰部同时呼气，还原时双臂缓慢放下，腰部放松，同时吸气，呼吸方式也以腹式呼吸为主。

第三节侧屈运动：两臂在体侧屈曲肘尖向下，同时吸气，随后双手上举过头，躯干向右侧屈，同时呼气，左右各侧屈 4~6 次。

第四节折体压胸呼吸：端坐，双臂抬起与肩平，肘部稍屈为准备姿势。在缓慢呼气的同时低头弓腰，腰弯至胸部贴近股部。双臂环抱大腿，自然挤压胸部，以尽量呼气，徐徐还原的同时吸气，连续10～20次。

第五节抬腿运动：坐椅子前缘，双腿撑地伸直，上体稍后仰，双手撑住椅边为准备动作。右腿直立缓慢尽量抬高，同时吸气，还原徐徐放腿的同时呼气。左右腿各4～6次。

第六节抱膝呼吸：端坐，双臂稍屈前举平肩齐稍挺腰为准备姿势，在呼气的同时，右膝屈曲上抬，双手抱住小腿中部，膝部贴近胸部，还原时吸气，左右交替4～6次。

第七节恢复运动：端坐，胸部放松，腰部稍挺直，双手交叉，腹式呼吸1～3分钟，闭目养神3分钟。

14 哮喘病人如何进行"耐寒"锻炼？

哮喘病人在秋冬季节由于经受不住寒冷的刺激极易着凉感冒，引起哮喘的发作。所以进行必要的身体耐寒锻炼，是防治哮喘发作的非常有效的方法。

耐寒锻炼的目的是使人体能适应寒冷刺激。对哮喘病人来说，进行此项锻炼应当从夏季开始，先用冷水洗手洗脸和揉搓鼻部并且每天都要坚持，如果身体状况允许还可用冷水擦身，使之进一步适应寒冷气候。只有这样坚持锻炼才能达到显著的效果。另外有条件的话还可以进行户外锻炼。

耐寒锻炼必须量力而行，循序渐进，持之以恒。每个病人应根据自己的具体条件选择适当的锻炼方法，如天气好时可至户外做广播操，打太极拳。天气不好时，在室内冷水擦身，做医疗体操。运动量大小的掌握因人而异。可在医生的指导下进行，但是要把握的是病人运动后的心率应当控制在"每分钟心率加上年龄少于180次"。这样来选择活动量比较科学。总之，就要从天暖之日起，长期不懈地坚持锻炼下去，对哮喘发作的控制必将大有好处。

15 哮喘病人运动为什么要持之以恒？

哮喘病人进行运动，锻炼要取得效果，非常重要的就是要做到持之以恒。实践证明，通过运动和锻炼增强体质能减少和避免哮喘的发作，但运动绝不是什么

"灵丹妙药"，不可能运动一次保障终身。哮喘病人要通过运动来达到健身防病、早日康复的目的，贵在持之以恒。初次参加运动的人往往由于觉得疗效不快，或者感到枯燥无味而半途而废，但只要坚持锻炼一段时间，有了一定的效果，尝到了甜头后，就会助长自己的信心，坚持下去。

哮喘病人进行运动锻炼，可以根据自己身体、工作、学习的情况，利用班前、班后、工间或课间的时间每天坚持锻炼，切忌"三天打鱼两天晒网""一曝十寒"，也不应在取得一些效果后过早地放弃锻炼。有很多病例证明，一些哮喘病人在坚持了一段时间的锻炼后，体质明显增强，呼吸功能得到改善，哮喘不但发作次数减少而且程度明显减轻。而另一些病人由于不能坚持经常锻炼，效果就不理想。因此哮喘病人在进行医疗体育锻炼中一定要持之以恒，以"金石可镂""滴水穿石"的精神，锲而不舍，坚持不懈，一定会收到预期的效果。

另外，哮喘病人运动前应当有几分钟的准备活动，以使心脏作出相应的适应性调节。这样才能让哮喘病人的运动能够坚持下去。

16 按摩可以减少哮喘病人的发作吗？

按摩是传统医学的一种治疗方法。按摩又称推拿，通过对人体体表一定的部位施以推、按、压、拍等各种手法以及配合肢体的某些活动，可以调节人体的气血运行，改善脏腑的功能，从而达到防病治疗的目的。通过正确的按摩尤其能对哮喘病人起到增强抗病能力、预防感冒、减少上呼吸道感染等功效。由于方法简便，不受他人干扰，又不必采用专用器材，因此按摩对哮喘病人来说是一种非常有实用价值的防病治疗的方法。现在将几种适用的按摩方法介绍如下：

（1）头面部和颈部的按摩可以从上到下向左右两侧按摩，共操作 10 余次，至颈部和枕部，用推拿法操作重复 3～4 次。

（2）上肢部位先直擦上肢内外两侧，再用推拿法自肩部推拿到腕部。

（3）躯干部按摩时，摩擦前胸部，摩擦肩背腰部往返 2～3 遍。

（4）按摩第二与第三肋骨之间及第八与第九肋骨之间，每天按摩 100 次为宜，最好用丝绸毛巾摩擦，达到温热效果最好，防治哮喘的作用也最显著。

（5）穴位处重点按摩，如按摩鼻翼两侧迎香穴，揉捻风池（胸锁乳突肌与斜方肌之间）、天突（胸骨上窝正中）、膻中穴（前正中线平第四肋间隙处），以及搓擦大椎（第七颈椎棘突下）穴，揉按胸大肌，按摩胸骨部位等，若持之以恒，按摩的效果将显现。

17 为什么捏背脊可以防治哮喘？

捏脊也是中医常用的防治疾病的方法，捏脊为什么可以防治哮喘呢？原来人体的背脊部位属于经络中的督脉经的循行之处，督脉经循行于人体腰背的正中，上至头面，诸阳经均来交会，故有阳脉之海之称。用捏脊法刺激督脉经的诸多经络穴位，能调阴阳、理气血、和脏腑、通经络，具有提高肺功能的疗效，对于预防哮喘的发作有很好的效果。

捏脊疗法的操作并不复杂，在捏脊前，先在背部按摩几遍，使肌肉放松，皮肤温度略有升高，然后从尾骨开始捏皮肤，沿着脊柱往上推捏，一直至颈部。每次捏脊略微将背脊皮往上提，或每捏3下将皮肤提拉一下，如此反复捏背脊3~5遍，每日捏一次。经常坚持不懈捏背脊有治哮喘咳嗽的疗效，同时能强身健体，提高机体的抗病能力。

18 哮喘病人适合旅游吗？

随着改革开放的深入和国民经济的快速发展，我国的旅游事业空前繁荣。人们纷纷走出家门，走出国门，寻访名胜古迹，畅游奇观异景，饱览大好河山，哮喘病人能否加入旅游的队伍，快乐地享受人生呢？

其实哮喘病人只要安排得当，完全可以走出家门，拥抱自然环境，呼吸新鲜空气，瞭望绿水青山，聆听柔和的风声，活动筋骨。通过旅游，心旷神怡，让精神得到振奋，大脑得到休息，呼吸功能得到加强，促进新陈代谢，提高抗病能力。

旅游可以开阔胸襟，振奋精神，而且河山大海可以使人们产生一种对事物热爱的情感，获得生活的信心、力量和勇气。巴甫洛夫曾经这样说过："愉快可以使你为生命的每一次跳动，对于生活的每一个印象都易于感受，不管躯体和精神上的愉快都是如此，可以使身体强健。"旅游让人们在大自然中行走，对哮喘病人的身体无疑是一种锻炼，旅游让人们投身于名山大川面对美景佳色，清新的空气，总会使人们精神振奋，烦恼郁闷会一扫而空，这都有益于病人的心理健康。

另外有些哮喘病人对当地某种抗原性物质过敏，旅游到新的环境中这种抗原性物质已不存在或很少存在，因此病情会有意想不到的好转。

当然哮喘病人旅游一定要安排得当，旅游前最好先进行健康检查和咨询，健康状况许可方能参加旅游。过敏性哮喘病人最好避免花粉季节，长途旅行要备用一些平喘的药品，外出宜轻装上阵。饮食要注意卫生，要得到充足的睡眠，旅行要做到有计划有规律，运动量不宜过大。只要处理得当，哮喘病人一定能在旅游过程中收获一份愉悦和健康。

19 哮喘病人适合练太极拳吗？

太极拳是我国传统的保健体操，太极拳具有锻炼身体的多种功能的作用，是哮喘病人治疗和康复的最好方法之一。国家体委根据我国现行、流传最广的杨氏太极拳简化改编成简易太极拳、四十八式太极拳、八十八式太极拳。它们各具特点，哮喘病人可以根据自己的体质年龄及喜好进行选练。太极拳具有轻松、自由、舒展、柔和的特点，采用内功和外功相结合，使呼吸、意念和运动三者和谐统一，动作和缓而又连绵不断，如同行云流水，运动量可随意调节。哮喘病人打太极拳时应当"以意导气，运动四肢，气运全身"。锻炼者两臂和腕、肩、背腹等全身肌肉都放松，再加上动作柔和，会使病人轻松愉快，心情舒畅，情绪稳定。太极拳的各个动作都以意念为指导，练习时既安详又全神贯注，可使神经系统的兴奋和抑制过程得到很好的调节，有助于减轻或避免哮喘发作。经常打太极拳能加强血液循环，对预防心源性哮喘具有较好的作用。常打太极拳能增加胸廓的活动度，肺的通气功能，保持肺组织的弹性，促进氧和二氧化碳的代谢，有助于病人的康复。太极拳运动还能改善消化道的血液循环，促进消化功能，可避免或减轻哮喘病人因缺氧失水所致的胃肠功能减弱，便秘等。因此太极拳是一种简便易行、切合实用的祛病强身的运动，适合于不同年龄、性别及体质的哮喘病人康复的选用。

20

哮喘患儿如何进行运动和锻炼？

儿童哮喘是一种严重危害小儿身体健康的常见的呼吸系疾病。其发病率高，病程较长而且反复发作。许多患儿由于治疗或保健措施不当最终发展到成人哮喘而迁延不愈。哮喘患儿除了要重视药物治疗外，应当充分重视患儿的身体素质的提高，加强正确的运动和锻炼。

患儿通过适当的锻炼可以促进血液循环与新陈代谢，改变呼吸功能，增强肌肉张力以及机体对温度尤其对低温的适应能力，从而改善身体素质和提高机体的抗病能力。儿童参加锻炼后还可以增进胃肠蠕动，提高食欲，促使病儿精神愉快，有利于治疗。儿童病人可以采取以下方法进行运动和锻炼：

（1）培养有规律的生活起居习惯，早起早睡，一日三餐，避免暴饮暴食。每天坚持外出散步或跑步，运动量可以由小到大逐渐增加。

（2）从夏天开始每日坚持冷水擦浴，浴后用毛巾于全身摩擦，提高患儿的耐寒能力。

（3）鼓励患儿学会游泳，最好坚持每日进行游泳运动。游泳运动既可增强体质，增强心肺功能，又可以提升耐寒能力。

患儿的运动和锻炼贵在坚持，因为长期有规律的运动和锻炼可以使交感神经兴奋，对抗过敏介质的释放，从而减少哮喘的发作。

21

哮喘患儿能通过体操锻炼来增强体质吗？

哮喘患儿进行适当的体操锻炼可以针对性很强地增强体质。现介绍一种体操，共 10 节，锻炼时每节做 6 遍，每天一次。

第一节：姿势为直立位，双手放于肩上，两肘至胸前靠拢，吸气时两肘向后伸展，呼气时回到胸前。这一节的目的是使胸部在吸气时充分向前扩张。

第二节：直立姿势，两足分开，一臂在体侧下垂，另一臂弯起超过头部。吸气时将体侧的手沿腿侧向下滑移，呼气时滑回原处。这一节的目的是肋骨充分向侧方扩张。

第三节：直立位，双肩后张，深呼吸。

第四节：跪坐于小腿之上，吸气时身体升起或跪位，同时两臂外展平肩，呼气时两臂放松还原。这一节的目的在于伸展腹肌并抬高胸廓。

第五节：跪坐腿上，两臂平伸，吸气时两臂举起至头两侧，呼气时两臂恢复平举；吸气时两臂举起在头上放成"V"字样，呼气时恢复前平举；吸气时两臂向后伸展平肩，呼气时恢复前平举。这一节的目的在于增强呼吸与扩胸量。

第六节：俯卧姿势，两手在臀上互握。吸气时双肩向后收紧并抬头抬肩，呼气时放松俯卧垫上。这一节的目的在于牵伸腹肌，增强横膈的耐力，纠正姿势，并伸展背部及髋部。

第七节：仰卧姿势，双臂举至头的上方作握物状。吸气时抬起双腿，呼气时两腿放下。这一节的目的是锻炼腹肌控制能力。

第八节：姿势为仰卧，两膝弯起。吸气时抬高臀部离垫，呼气时臀部还原。这一节的目的在于锻炼腹肌并协调腹式呼吸。

第九节：仰卧姿势，双臂放身旁，两足稍分开。吸气时两臂举起至头的后上方，呼气时坐起使手碰到脚趾；吸气时再躺下回到垫上，呼气时放松。

第十节：仰卧姿势，双臂放身旁，掌心向上，两肩贴垫，不屏气连续深呼吸。这一节的目的在于使胸部向前扩张并改善呼吸功能。

进行体操锻炼前，先要使患儿习惯于经鼻呼吸和睡眠呼吸，然后做上述体操效果更好。经鼻呼吸可使吸入的空气充分加温湿化和过滤，可以防止细菌感染和其他刺激。睡眠呼吸是指类似睡眠时的慢呼吸。可以让患儿在吸气时，气体充盈胸腔一半后就屏息几秒钟，然后慢慢均匀地呼气，胸腔排空后屏息1~2秒钟，再进行下一次呼气。当察觉到哮喘即将发作时，患儿如能立即进行慢呼吸，发作就可以减轻并很快消失。该套操约需半个小时，希望患儿能在家长的督促下坚持进行。

22 哮喘病人可以进行气功锻炼吗？锻炼时应当注意什么？

气功锻炼对于大多数哮喘病人的恢复有一定的帮助，实际上哮喘病人进行适当的气功锻炼是调整呼吸和增强身体素质的运动之一。由于哮喘病人通常呈呼气性呼吸困难，使肺泡不能充分地呼出气体，所以在缓解期进行气功锻炼有利于进

老中医教你如何养好哮喘病

行腹式呼吸的调整呼吸锻炼，从而帮助病人改善吸气性呼吸困难。同时由于哮喘病人肺通气功能障碍，机体为了维持血氧饱和度，胸部的呼吸肌必须加倍地工作，久之可致呼吸肌的过度疲劳而不能有效地收缩来维持正常的呼吸运动。而气功的腹式呼吸锻炼则可以加强膈肌、腹肌、肋间肌和胸部肌肉的活动，改善其收缩功能，减弱呼吸肌的疲劳。练功过程中通常应注意以下几点：

（1）病人应当根据病情选择适当负荷量的气功，严格避免力不能及。

（2）应在病情缓解期练功，哮喘发作时可以暂停练功，应以药物治疗为主，轻微发作时可在练功前吸入支气管扩张剂。

（3）练功的主要目的虽然是进行呼吸调整的锻炼，但练功时不应将注意力过度放在呼吸调整上，而应顺其自然。

（4）练功时间不适过长，一般以 10～20 分钟为宜。

（5）不宜在寒冷风大的环境中练功，春夏秋三季不宜在化粉飘散多的植物花草附近练功，冬季不宜在室外练功。

23 哮喘病人最好选择哪种气功锻炼？

哮喘病人的气功锻炼要以顺应病情为原则，哮喘病发作时病势较剧，应根据"急则治其标，缓则治其本"的原则，用一定的药物治疗，气功可作为辅助疗法；当急性发作缓解后要加强气功锻炼，以培元固本、益气理中，预防发作。下面介绍较适宜于哮喘病人气功的两种基本功法：

（1）脏腑放松功

预备：取平坐位、盘坐式、站式均可，病甚时，可以背部依靠床架，当气喘已平，可改用站式。两脚与肩同宽，两手自然相叠（男左手在下，女右手在下），放于小腹丹田处，全身放松，脏腑、组织也要有意识地放松。两目微闭，呼吸自然，舌抵上腭，排除杂念。

放松法：按部位自上而下，先注意一个部位，再默念"松"字，从头到肩、上肢、背、腰、髋、两下肢逐次放松 5～10 个循环。再以同法放松胸部和腹部 3～5 次；然后，依次放松肺、心、肝、肾、大肠、小肠。其方法是先想肺的形象和部位，默念"松"字，用意念将它放松，以同法依次放松至小肠为一循环，做 5～10 个循环；在默念"松"字时，也可配合呼吸，当呼气时念"松"字，同时意想放松的部位。再意想轻松舒适，气机畅通，哮喘、胸闷一扫而光。最后搓手、搓脸收功。

2. 胸胁导引功

预备：坐式或站式。调匀呼吸，排除杂念，全身放松，两目微睁，视而不见，舌抵上腭。推理膻中：先用右手食、中、无名、小指指面，从胸骨切迹下推至剑突 36 次；再用四指指面，揉两乳之间膻中穴 36 次。呼吸自然，意注指下。

推导理气：呼气时，以右手掌自胸部中线向左侧推 5～10 次；吸气时暂停，共 10 息。再以同法用左手掌自胸部中线向右推 10 息。自然呼吸，手随意动，引气向胸部左右散开。

摩胁降气：呼气时，以两手平掌，从两腋下搓摩至腹侧 5～10 次。呼吸暂停，共 10 息。

还有一些其地的辅助功法，皆需辨证施功，要在气功师的指导下进行，以防偏差。

24 "冬天捂颈背，哮喘就回避"的说法正确吗？

"冬天捂颈背，哮喘就回避"虽然并不绝对，但是冬天注意颈背的保暖的确对哮喘的发作有好处。中医学的理论认为，颈背部是人体重要的督脉循行路线，它掌督一身的阳气，起着鼓舞正气，防御外邪入侵的作用。人体阳气的流通与这条督脉功能相关。人的颈项以及背部特别容易受寒着凉，一旦外来风寒之邪从颈背部侵入，风寒感冒即随之而起。尤其是哮喘病人或老人儿童，体质虚弱，表卫不固，不耐风寒，外邪易入。因此在寒冬季节，哮喘病人应特别注意颈背部保暖。

颈背部的保健保暖方法很简单，围一条羊毛围巾，穿一件紧身的棉衣或保暖背心，睡眠时要特别注意披好被子，不让颈背部着凉。

25

哮喘病人晨练要注意什么?

我们提倡哮喘病人适当地进行身体锻炼,有不少病人选择了晨练,晨练最要注意的是避免空腹,因为空腹晨练弊多利少。在早晨空腹时锻炼,运动的能量主要来自脂肪的分解,这时人体血液中的游离脂肪酸浓度会显著提高。这些游离脂肪酸积蓄起来会成为对心肌的毒性物质,往往会产生心律失常,甚至休克。此外,血中游离脂肪酸增高,使肝脏合成的甘油三酯增高,这样会导致冠心病和动脉硬化。因此如果安排晨练,在运动前应先食用少量碳水化合物为好,如喝一些糖水,或进食豆浆、麦片粥,但饮食量不宜过多。在饮用后稍加休息,然后再进行适合本人体质的运动锻炼。另外,特别要提醒老年人,由于空腹晨练常常会导致低血糖发生晕厥,突发哮喘病、心脏病。所以哮喘病人晨练切记不要空腹。

26

哮喘病人冬天出行要带好哪"三件宝"?

哮喘病人冬天出行一定要注意呼吸道、头部和足部的保暖,所以要带好"三件宝"也就是口罩、皮(棉)帽、保暖靴。

首先,要戴好口罩,这主要是因为,气候因素是支气管哮喘的重要的诱发因素。寒冷的冬天,冷空气极易诱发支气管哮喘的发作,发作机制是冷空气导致气道内热损失,致使肥大细胞释放介质,直接或间接诱发气道炎症引起哮喘发作,所以冬天哮喘病人出行一定要戴好口罩,把过冷的空气挡在口罩外面。

其次,要戴好帽子,中医学认为头为"阳脉之海"总督一身之阳的督脉经就环绕头部,头顶心为百会穴,诸阳之会。头颅受寒,阳脉受损,必定会影响到人体的阴阳交争,导致阴阳失衡而致病。所以冬天的哮喘病人一定注意头部的保暖,戴好帽子,而且要注意帽子的质量,最好戴上皮帽或者棉帽。

第三,要穿上保暖靴,现代医学认为,足部离心脏最远,血液由下而上流动非常吃力,因此流动速度缓慢,供应下肢部位的血液相对较少,足部温度相对偏低。一旦足部着了凉,抵抗力减弱,特别容易引起感冒,诱发哮喘。足部保暖除了穿着保暖性能好的衣裤外特别是要穿上一双保暖性能好,略微宽松的保暖靴,以利于足部的血液循环。此外还可以在睡前用温热水泡足，积极参加慢跑散步，让寒冷远离"足下"。

27

哮喘病人为什么要注意"调情志、散郁结"?

哮喘病人由于反复发作，所以大多数病人很容易产生不良的心理状态，这种心理状态严重地影响着哮喘的病情、病程和疾病的预后。因此充分地认识心理变化与疾病的关系，进而主动地调节心绪，达到调情志、散郁结的目的，显得非常重要。哮喘病人究竟有哪些消极的心理状态呢?

（1）抑郁状态，这种情绪状态是躯体生理功能水平居于低下的状态，主要表现是情绪低落、悲伤、缺乏动机，悲观厌世，甚至出现自杀意念。躯体方面表现有头重头晕、食欲不振、便秘及全身倦怠。有时候我们常常把这种状态归结为疾病过程的生理状态，而实际上这些状态与心理因素有很大关系。

（2）焦虑状态，这种情绪状态常常表现为紧张、忧虑、害怕以及过分敏感及濒临死亡的感觉，并且伴有明显的交感神经兴奋的状况，引起烦躁失眠。这种焦虑一方面将加重呼吸困难，使病人更加紧张。另一方面则造成病人尽可能地逃避躯体活动以及可能引起诱发哮喘的环境，导致不良的心理状态造成对哮喘防治的严重影响。

（3）疑病状态，表现为病人对躯体疾病表现出的过度关注，常常害怕丧失自我控制的能力而出现情绪波动，诱发哮喘。长期反复发作的哮喘病人，可能心理上疑病性症状更加突出。

总之哮喘病人可能存在这样或那样的病理心理状态，这种状态可以造成新的应激反应而加重病情。因此哮喘病人在治疗上除了使用药物进行生理干预之外，还必须重视心理上的调适。通过努力"调情志，散郁结"，以积极的心理状态面对疾病，战胜疾病。

28

如何通过传递社会的关爱来帮助哮喘病人防止哮喘的发生？

社会的关爱也是帮助哮喘病人克服心理障碍，减少哮喘发作的重要方面。

医生和家属应该对哮喘病人使用一系列支持性语言，如解释、鼓励、指导以及提供心理调节方面的帮助和保护。对于哮喘反复发作的病人应该给予更多的同情和关心，让病人树立起战胜疾病的信心。这种支持性的心理治疗能让病人看到自己潜在的克服困难的力量。

对病人还应该予以鼓励，以增强病人的自尊与自信。同时还要帮助病人适应社会环境，处理好人际关系，掌握正常的社交技巧。还应该创造良好的休养环境使病人心情愉悦，情绪安定。医生还可以指导病人，欣赏音乐，欣赏书画，以促进病人保持良好的心境。

作为医生和家属，还可以通过语言疏导等减轻病人的心理压力，使病人对医生和家属人员有亲切感和依赖感，怀着一种舒畅的心情。医务人员还可以组织病员开展娱乐活动，使病人对生活充满热情和美好愿望，清除不良情绪，缓解紧张焦虑的心态，使病人心理情感得到松弛和调整。这样在社会的关爱之下，病人的精神面貌就会大大振奋、身体的免疫功能也会相应得到调整和提高。

29

为什么说信心是哮喘的克星？

美国前总统罗斯福从小患有哮喘病，小时候的罗斯福哮喘病缠身，身体虚弱得甚至无法吹灭床边的蜡烛。回忆童年，罗斯福总会这样形容："一个体弱多病的男孩"和"一段悲惨的时光"。他父亲从他幼年起就鼓励他树立战胜疾病的自信和积极的生活态度。他听从了父亲的鼓励，理智地面对现实，认真地从事体育锻炼。罗斯福对自制力的训练贯穿了他的一生，也融入了他的日常活动中。即便是在总统任职期间，他也仍然坚持自己的实践训练。经过努力，他不但能过正常人的生活，而且度过了一个非常不平凡的一生。事实证明信心是战胜哮喘的重要力量。哮喘病人必须建立起战胜疾病的信心。

哮喘的发作与情绪的波动、精神紧张等不良刺激有很大的关系，而患了哮喘之后，有时会使病人产生情绪焦虑急躁，或抑郁忧愁，甚至产生恐惧自卑的心理。这时候，必须让病人树立战胜疾病的信心，相信医学手段能消除哮喘顽疾，哮喘并非不治之症，也并非那么可怕，只要及时治疗，一般都会及时缓解。对于儿童和青少年病人，建立信心尤为重要。要克服那种自卑心理，树立与疾病做斗争的信心，形成良好的心理状态，振作精神，提高抗病能力。同时主动地去争取医生的指导，掌握一些自我监测、防治哮喘的常用方法，积极参加有益的体育锻炼和娱乐活动，使身心健康，让自信成为哮喘的克星。

30
哮喘病人为什么要培养喜好音乐的习惯？

音乐是人类的精神食粮，古人认为音乐可以"通神明"，音乐之声与人气相接能动荡血脉，流通精神，可以"使人喜、使人悲"以调畅情志。此外音乐旋律的阴阳升降可以协调人体的阴阳平衡，所以音乐有医疗作用。

现代科学研究证明音乐对人体有两种作用，这两种作用对哮喘的康复都有利。一是物理作用，据研究，人体的各部器官，具有一定的振动频率，当人患病，器官的振动频率也会改变，而音乐通过本身的声波与振动可以纠正病变器官的频率，使之和谐，从而达到治疗的目的。其道理是人类和大自然是相应的，自然界和万物都有着自己的运动节奏，如四季交替、昼夜的更迭、月亮的盈缺、潮汐的涨落等，人的自身也有节奏，如呼吸脉搏，一日三餐等，其实音乐的节奏就是从人类生活中抽离出来的。因此音乐节奏频率能够与人的生理节奏形成共振，达到音乐治疗的效果。另外，中医认为，由于歌唱要运用丹田之气，出于喉咙，以荣心脉，有康复咽喉、气管、口唇、舌的作用。歌唱是一种调节呼吸器官肌肉的运动。它可以使胸肌得到锻炼，增加肺活量，跟游泳、划船、气功的效果相类似，有利于气喘的康复。二是心理效应，中医认为"歌咏可以养心情"，故"长歌可以抒怀也"。悦耳动听的乐曲，悠然轻快的旋律，沁人肺腑的声乐，使人们凝神定志，排除杂念，平心静气，呼吸深缓，全身松弛，使紧张的大脑皮质放松，从而调节内脏和躯体，形成明显的调整血压，镇静止咳的作用。

所以哮喘病人最好培养起喜好音乐的习惯，放歌一曲，舒畅情志，调节血脉，振奋呼吸，远离哮喘。

老中医教你如何养好哮喘病

31

哮喘病人为什么要经常保持喜笑欢乐？

当病人经常哮喘发作，往往会出现一种自卑、焦虑、抑郁、孤僻以及主观急躁心理和精神障碍，此时调理好精神情感，调整好心态，尤其是保持一种喜笑欢乐的状态，对于增强信心、战胜疾病是非常重要的。

俗话说，"人逢喜事精神爽""笑一笑，十年少"。当人们遇到顺心高兴的事时，不仅兴高采烈，还似乎年轻了许多，同时也会忘却一切不愉快之事。笑的确是一味良药，医学家们已经肯定，笑是一种有益人体的运动。笑一笑，可使人体内的膈、胸、腹、心、肺，甚至肝脏，都能得到短暂的体育运动。笑得有力，则能使颜面、腿的肌肉得到松弛，会使动脉扩张，毛细血管充血，引起面部、颈部发红，有时头皮和手也会发红。还有报道指出，笑能可以减轻心肺、肌肤和关节的疼痛和不适。总之，喜笑能增加肺活量，清洁呼吸道，松弛肌肉，消除神经紧张，减轻各种精神压力，促进食欲，增加消化液分泌和加强消化器官的活力，故对哮喘的康复是有利的。愿哮喘病人都能以喜笑欢乐来面对疾病，以一种积极的心态战胜疾病。

32

哮喘病人怎样自我调节情绪？

哮喘病人的情绪常常会对病人的生活和病情的发展带来不可忽视的影响。因此，学会自我调节和控制情绪是哮喘病人减少发病、恢复健康的重要途径。哮喘病人应当从以下两个方面来自我调节情绪：

（1）培养幽默感：心理学家达钦和艾佛南两人发现，在引起愤怒的实验中，幽默显然有缓解愤怒和不良情绪的作用。当一个人发现一种不协调的现象时，要使自己能客观地观察面前的事实，同时不使自己陷入激动的状态，最好的办法是以幽默的态度去应付。现实生活中有趣的事物并不少，要善于观察、善于发现。阅读幽默文章，观看相声小品，都有助于幽默感的培养。

（2）增加愉快的生活经验：生活中包含着喜怒哀乐惧等各种滋味的体验。对个人的身心健康来说，应当增加多方面的愉快的情绪经验。

1）自得其乐，不自寻烦恼：像小孩子一样对环境中的色彩、声、光、美景及各种事物都要保持兴趣，持一种欣喜、赞美的态度，享受其乐趣和愉快。增加愉快的情绪体验首先要减少不必要的烦恼。要注意：不要滚雪球似的扩大事态，当问题第一次出现时就正视它；不要把别人的问题揽到自己身上而自怨自艾；不要总盯着事物的消极面；不要总料想会出什么坏事；不要把自己定的高不可攀；不要贬低自己的价值；不要小题大做；不要鸡蛋里挑骨头；不要总觉得自己受苦受难。

2）要学会自我解脱：烦恼的事总会遇到，但要想得开，要心胸开阔，顺境时感到幸运，逆境时也承认理所当然，从而使自己拥有良好的心境。同时要多参加有益的身心活动，如听音乐会、散步、练书法、绘画、郊游、垂钓等。

3）使情绪适当地表现出来：情绪既然是人们生活的一面，就应当使人有适当的表现。情绪的疏泄，尤其是不良情绪的疏泄尤为重要。从心理卫生角度讲，适度的疏泄，可以把不愉快的情绪释放出来，从而使紧张情绪得到轻松缓和。

4）培养合理的情绪：在生活中，每个人都或多或少的会具有一些不合理的思维和信念，而不合理思维的倾向过于强烈，则容易导致情绪障碍。用合理的信念代替不合理的信念，是培养合理情绪，使情绪反应适当、适度的关键所在。

33

哮喘病人怎样自娱自乐？

哮喘病人通过自娱自乐来促进身心健康，这对于哮喘的康复和减少发作是非常有益的。

娱乐活动能直接或间接地调养哮喘病人的精神，促进哮喘病人的康复。如娱乐能转移大脑的兴奋灶，转移注意力，松弛紧张情绪，因而对稳定哮喘病人情绪有一定的作用；娱乐过程中可以培养人的性格，磨练人的意志；娱乐往往是集体活动，能融洽人与人之间的关系，造就宽松、活泼的气氛等。因此哮喘病人可以选择适当的娱乐方式，通过娱乐活动来达到促进身心健康的目的。

娱乐一般是在闲暇之余或节假日进行，其内容与形式应该因哮喘病人的健康情况、生活环境及个人兴趣爱好的不同而不同。这就是说娱乐应该以促进哮喘病人的健康、补充日常工作生活的内容为原则。

娱乐形式的选择可以采取体脑交替、动静结合的原则。如从事体力劳动的哮喘病人，娱乐方式则宜选用用脑多的活动，如下棋、吟诗、书法、集邮等，以增长知识，锻炼思维；而从事脑力劳动的哮喘病人，则宜选用体力劳动成分多一点的娱乐，如养花、遛鸟、旅游等，来增加活动量，增强体力。当然，这不是绝对的。有些娱乐活动，如听音乐、看喜剧、打扑克等，对松弛病人的紧张情绪、消除疲劳都有作用。另外，合家欣赏音乐、影视，或老少合桌打牌，对造成轻松愉快的气氛，创造一个舒适的环境，都有同样的积极作用。

娱乐的内容应该遵循积极、健康的原则。如果经常沉溺于一些不健康的、低级趣味的娱乐，则易导致精神萎靡不振，养成不良习惯，危害哮喘病人的身心健康。

娱乐必须掌握适度的原则。每个人应根据具体情况安排适宜的时间，不能占用休息、睡眠的时间；同时娱乐活动要保持适当的强度，不宜过分疲劳，精神不宜过分紧张，不宜一味地冒险猎奇，以保证生命安全。如下棋、打扑克不必太计较输赢，不要通宵达旦，旅游中不宜过分攀高履险。

娱乐活动还必须遵循简便可行的原则。随着社会经济的发展，人们的物质文化生活水平都普遍提高，娱乐活动的档次也随之提高，哮喘病人应充分利用现有的条件，根据现有的消费水平，量入为出，因地制宜。只要能达到娱乐的目的即可，不宜不切实际的追求高档奢华的娱乐而劳民伤财，否则必然是得不偿失，适得其反。

34 哮喘病人如何放松自己？

紧张的情绪对哮喘的治疗有极大的影响。

过度的持续的紧张易导致哮喘病人的生理功能紊乱，诱发或加重哮喘，因此哮喘病人平时应注意放松自己，消除精神紧张。

放松自己可以选择多种方式，例如每天洗一个热水澡，是一个十分舒适而且有效的放松方式，除了水汽的镇静作用外，还能利用时间来充分放松心态。

为了提高应付紧张状态的应激性，应当努力从以下几个方面改变自己对环境的态度，保持适当的生活节奏，使自己始终保持一个放松的心态。①合理安排即将要做的事情的顺序，为完成这些事情而给自己规定现实的日期。时间上必须留有一定的余地，以免突如其来的事情破坏预定的工作节奏。一个没有明确时间安排的人往往感到没有完成重大事情，感到焦虑不安。②不要使自己在工作、生活中过分激动。③正确安排休息，合理利用午休。充分的休息可以使人养精蓄锐，更好地应付紧张。④力求减慢过快的语速，心平气和地谈话。⑤注意步速不宜太快，以便于克服紧张的心理。⑥如果在您面前有件不愉快的事情，请勿拖延，最好立即处理完毕，以免增加紧张和不安感。⑦不要为小事着急。生活中有许多琐碎的小事，如果您对此不能耐心地处理，而是急躁从事，您就会因有压力而紧张。⑧学会让步。一些问题暂时无法解决，焦虑、紧张又无济于事，甚至会导致更大的不利。在这种情况下，不妨做出一些必要的让步，这样可以使自己在心理上获得解脱，缓解矛盾，减轻精神压力和心理负担，对哮喘病人康复大有益处。

35

什么是运动性哮喘？

运动性哮喘，又称运动诱发性哮喘。指经过一定量运动后出现的急性、暂时性大小气道阻塞，导致哮喘发作或原喘息症状明显加重，而且可除外其他引起哮喘发作的因素，如感染、过敏等。运动性哮喘主要发生在哮喘病人，健康人很少发生。60％～80％的哮喘病人在剧烈运动数分钟后可引起哮喘发作，但发作轻重差异很大。正常人从事剧烈运动后虽可引起气短，但短暂休息后即可完全恢复。

运动性哮喘不是一个独立疾病，在绝大多数情况下，它仅是哮喘病人在运动后诱发哮喘发作而已，那么何种运动容易引起哮喘呢？在我们的观察中看到，持续剧烈的长跑，最容易引起潜在性哮喘的发作；慢跑、骑自行车，出现哮喘较少或较轻；温水游泳，则大多数不致引起哮喘。

运动性哮喘的发病机制尚不清楚，可能是多种因素共同参与的结果。一般认为运动中造成呼吸道热量散失、气道冷却，可能是诱发运动性哮喘的主要因素之一。其次是气道黏膜上的肥大细胞受到冷空气刺激后，释放出具有生物活性的介质导致哮喘。

运动性哮喘的诊断比较困难，因为对运动后引起的哮鸣音一般被误认为是气急的表现，未引起重视。运动后有哮鸣音、咳嗽、胸闷、或不能耐受大量运动者，均应怀疑有哮喘的存在，并应进一步作肺功能检查；有家庭哮喘史或个人过敏史，如过敏性鼻炎、湿疹等，就更宜进一步询问该儿童在剧烈运动后的上述症状，并根据情况作运动耐量试验。

36

哮喘病人为什么要"房事有节"？

很多哮喘病人在性生活中或性生活后会发生哮喘。调查证明过频的性生活是诱发哮喘的重要原因。这是为什么呢？传统医学认为，哮喘的发生，不仅涉及肺脏，也与肾脏有关。肺主气司呼吸，肾主纳气，肺的呼吸功能，肺内外气体的交换，尤其是吸气的功能是与肾有关的。"肾为先天之本"，肾主生殖，肾气的盛衰又与生殖有关。若房事不节损及肾气，必会影响肾脏的吸纳功能。现代医学认为，过频的性生活，呼吸势必会加快，气体交换增加，空气中飘浮的花粉、灰尘、尘螨、霉菌等大量被迅速吸入，刺激气道，产生过敏反应，呼吸困难，憋气胸闷；或因大量吸入冷空气后，气道痉挛收缩，透气不畅，导致哮喘；或因性生活过度，伤精耗气，体质下降，而诱发哮喘。

哮喘病人一定要注意性生活保持一定的规律性，次数适当地减少，强度有所收敛。同时居室要保持干净、简洁，空气流通。只要加强自我约束，注意居室卫生，哮喘发作总是可以避免的。

37

哮喘病人适宜进行冷水浴吗？

冷水浴是一种耐寒的健身方法。人体皮肤接触冷水后，体表神经受到寒冷刺激，通过反射使皮肤血管收缩以减少散热，此时体表大量血液流入内脏、深部组织。如果继续接触冷水，机体为了增加体表热量以对抗寒冷，皮肤血管又进行扩张，内脏血管的血液大量流向皮肤。这种皮肤血管迅速胀缩的训练，改善了机体对外界环境气温变化的适应能力。如当气温突然改变而未能及时增加或减少衣服时，身体可适应此种不良的气温刺激而不致生病。冷水浴可使人体呼吸系统、心血管系统、神经系统、消化系统的功能都得到加强，从而增强体质，避免哮喘的发生。

哮喘病人进行冷水浴有全身浴（即进行全身冷水浴或冷湿毛巾擦全身）和局部浴（即以冷水洗脸或洗手）两种。由于水的导热性比空气的导热性大 20 倍，故其冷感比空气浴强烈得多。开始进行冷水浴时，冷水使皮肤血管收缩，减少散热，此时感觉很冷；稍后，体内产热过程增强，感到温暖，此时即应出浴，以干毛巾擦身到皮肤微红。

冷水浴的水温因个人体质与训练程度等具体条件而定。初次锻炼应在夏天进行，气温在25℃以上时进行冷水浴不会有什么不良的反应。如自我感觉良好，气温在22℃与25℃之间时仍可进行。当气温降到22℃以下时，体质较差、年龄较大的哮喘病人，可改用冷水洗脸。体弱而又没有冷水锻炼基础的人，切不可勉强进行全身冷水浴。

38 海水浴有利于哮喘病人的康复吗？

夏季的海滨风和日丽，气候宜人，身处其间可兴奋交感神经，改善体温调节功能，进行海水浴对哮喘病人的康复大有好处。这是因为：

（1）海风较大，气候较凉爽，对哮喘病人是一种特异性刺激，可增进人体体温调节，使肾上腺皮质激素分泌增加，减轻或避免哮喘发作。

（2）海滨温差较小，气温日差及季节温差均小于内陆。海滨夏季气温较低，这种气候条件对哮喘病人康复有利。

（3）紫外线较强，水面对太阳辐射的反射力比草地的反射力强2倍，故可增强哮喘病人血清中钙、磷、蛋白质的代谢。

（4）空气比较清洁，如二氧化碳、尘埃等污染物由于海风的吹拂与海水的沉降净化，浓度大为降低，对避免哮喘发作有良好作用。

（5）海水浴同时进行日光浴，有助于哮喘病人康复。

体力较好的哮喘病人可以通过游泳方式来锻炼身体，增强体质。体质较弱的病人可以站在水中齐腰处，用手舀水冲洗未进水的体表。开始进行海水浴的时间宜短，以后逐渐延长，每次最长不得超过20分钟，体弱者不应超过5到10分钟。身体情况较好者，每日不要超过3次，每次间隔时间不应短于4个小时。体弱者每次1次，可隔2到3日1次。

哮喘病人进行海水浴时，海水温度应高于20℃，当时的气温又高于海水5℃以上为宜。入浴前应先进行5到10分钟的日光浴和空气浴，并做好适当的活动。入浴前如身体出汗，应擦干后再入浴。

39

温泉浴有利于哮喘的康复吗?

温泉是指温度超过 25℃ 的泉水,是一种大自然恩赐给人类的宝贵资源。由于温泉水具有独特的物理性质和化学成分,对哮喘病人有明显的保健和预防发作的作用。我国是世界上温泉最多的国家之一,有几千处温泉遍布全国各地。每年有许多哮喘病人通过温泉浴减少哮喘的发作或康复。

中医认为,温泉水味甘性平,多有补养之功。温泉水的医疗作用,主要决定于其成分、温度及机械因子如水压、浮力等,它们刺激人体鼓动阳气。温通经络,流畅气血,怡神畅志,可促进疾病的痊愈和身心的康复。

利用温泉水泡浴、漱口、饮服来治疗疾病,促进身体康复的疗法,称为温泉疗法。其中温泉浴法又有全身浸浴法、局部浸浴法、淋浴法、喷射浴法。有利于支气管哮喘康复的泡浴温泉有:

(1) 单纯泉 单纯泉为缓和性温泉,虽矿物质含量很少,但因温度常年不变,所以治疗效果较好。单纯温泉能作用于皮下组织,促进皮肤的新陈代谢,改善全身机能,还有镇痛作用。

(2) 盐泉 盐泉即食盐泉,主要成分为氯化物,浓度以 3% 到 4% 为宜。它具有提高机体新陈代谢,增强骨骼、肌肉和结缔组织功能,降低血糖,增加白细胞数,提高酸的排泄量,降低钙的排泄量等医疗作用。

(3) 碱泉 碱泉即碳酸氢钠泉,有冷泉及温泉之分。它们具有改善皮肤机能、降低体温、促进物质代谢等医疗作用。

支气管哮喘的温泉疗法是全身泡浴,每次 15 分钟,每日或隔日 1 次;也可选用明矾泉、氯化钠泉或碳酸氢钠泉水漱口,每次 3 分钟,每日 3 次。

40

何为日光浴,哮喘病人适宜日光浴吗?

"日光浴"是指人体在日光下直接暴晒,尤其在冬季经常晒太阳,既使人感到温暖舒适,又可增强体质,减少哮喘病的发生。

日光中的紫外线照射皮肤,能杀死黏附在皮肤表面的细菌,使皮肤增加光泽和弹力，促使人体的新陈代谢，增强肠道对钙与磷的吸收，因此日光浴有助于哮喘病人的康复。

红外线占日光的40％到50％，可透过皮下组织引起加热作用，使血管扩张，促进血液循环和全身代谢，因此哮喘病人经常晒太阳，可提高体温，调节中枢的灵活性，增强机体的抗病能力。

进行日光浴的最佳时间：夏季上午8～10时，下午2～4时为宜，如果发生头晕、头痛、眩晕、心悸、恶心、呕吐现象说明时间过长，强度过大，应立即停止，并饮水休息。饭前饭后不宜日光浴，以免照射后全身血容量增加，而胃肠血容量减少，影响消化吸收。冬天阳光紫外线仅为夏天的六分之一，可以到户外晒晒太阳，但体质较弱的哮喘病人不宜到户外日光浴，以防感冒。可在中午打开天窗，让阳光射进室内照射皮肤，这比隔着窗户效果更好，因此紫外线透过玻璃时被阻挡了50％。也可以在晴天多穿些衣服到户外晒晒太阳或在阳光下散步，春秋两季可根据各自的健康状况而进行日光浴。

41 何谓森林疗法，这种疗法有利于哮喘的康复吗？

所谓森林疗法是利用海拔1500米以下的森林气候与天然环境因素，针对老弱病残与慢性疾病病人，在森林疗养院与普通公园内以散步的方式，促进疾病的痊愈和身心健康的一种养病方法。森林是一剂良药，它具有制造氧气、净化空气、调节气温、消毒灭菌、阻隔噪声，其色调令人身心安详的医疗作用，故森林疗法易为慢性病病人接受，森林浴也特别适合于呼吸系统疾病的防治。一般说来，慢性鼻炎、咽炎、慢性支气管炎、肺气肿、肺结核以及哮喘病等，经过1个疗程以上的森林治疗后，病情一般都可以得到缓解。

进行森林浴最理想的季节为夏秋两季，最好的时间为每年5到10月。每天行浴时间，以阳光充足的白昼10到16时最为理想。行浴的气温一般宜在15℃到25℃，相当于凉爽空气浴的气温。行浴时病人可先穿上宽松衣服在林中散步10分钟左右，同时做深呼吸，然后在机体适应的情况下，逐渐脱去外衣，最大的裸露面积是穿短裤短衣，不宜全裸。行浴方式，既可以采用卧于床榻或躺椅上的静式森林浴，也可做一般体育活动的动式森林浴。第一次行浴时间为 15 分钟，其半裸时间不宜过长，以后每次增加 5 到 10 分钟，逐步达到 60 到 90 分钟 1 次，每日 1 到 2 次，1 个月为一疗程。

42

何谓岩洞疗法，它有利于哮喘的康复吗？

所谓岩洞疗法就是人们利用天然洞穴，或掘地为窟作屋的人工洞穴进行心身疾病的调治，称为岩洞疗法。岩洞内环境安静，空气清洁，几乎很少有灰尘和病菌。洞内冬暖夏凉，气候宜人，既可避暑，又可避寒，对平衡心理有益。因此，岩洞疗法对精神、心理、心血管系统、呼吸系统的疾病均有良好的疗效。据调查，长期生活在岩洞的人，哮喘、支气管炎等呼吸道疾病、风湿病和皮肤病大为减少。目前，天然岩洞养病疗疾，可分为病房式和游洞式两种。对于支气管炎和支气管哮喘病人，在岩洞内度过 10 天到半个月，病情会有所缓解，或白天住在岩洞内，夜里出洞安睡，坚持一段时间，可起到疾病的康复作用。

43

何谓空气浴，它有利于哮喘的康复吗？

所谓空气浴是环境疗法的一种，它的医疗作用主要取决于空气中阴离子的高低。大片绿化带、山谷、小溪、喷泉或瀑布附近，空气中阴离子浓度明显高于城市等其他地区，前者可高达每立方厘米 2 万个，后者可低到每立方厘米 40 到 50 个，所以前述一些地方是很好的行空气浴的场所。空气中的阴离子有使血压平稳、呼吸次数减少、精神振奋、工作能力增强的作用，它有利于高血压、支气管哮喘、慢性支气管炎等病的预防和治疗。

空气浴主要分为呼吸法和空气外浴法两种。呼吸法是通过鼻腔呼出"浊气"，吸入"清气"，以养五脏而补肺气。空气外浴法就是让身体暴露在新鲜空气中以锻炼身体的一种方法。此法可结合散步、做操、打太极拳等进行锻炼身体的一种方法。进行空气浴最好的时间在早晨 7 时左右。此时空气中灰尘杂质和有害物质少，空气凉爽，对机体的兴奋刺激作用明显。理想的条件是气温 20℃左右，相对湿度 50％到 60％，风速 1 米每秒左右。空气浴时，可取静式或动式两种，每次以 1 小时为宜，每日一次，1～2 个月为一疗程。慢性支气管炎及支气管哮喘的空气浴，先从凉爽空气浴开始，行浴气温以 20℃到 25℃左右为宜。一般从夏末秋初开始，逐渐过渡时应以动式空气浴为主，不宜身体裸露行浴，并应逐步增加运动量。

44

哮喘病人春季如何调养？

春季，万物复苏，气候由寒渐温，人体阳气升发，腠理疏松开泄，极易外感风邪，这是哮喘病容易发作的季节。因为每年 2 月下旬至 3 月，4 月中旬至 6 月，是松、杉等树木花粉散落期，车前草等花草、蔬菜也在这个时期开花，对花粉过敏者吸入这些花粉就会诱发哮喘。因此，哮喘病人春季外出应戴口罩，以减少吸入花粉。平时应早睡早起，可以在院子里多散步，但要注意举止和缓轻柔以应春气，使身心感到舒畅、活泼，以适应春生之气。切勿恼怒，从而使肝气保持正常的生发、调畅。

春回大地，万物生长，阳春三月，欣欣向荣。在这黄金季节里，自然使人心情舒畅，应该早点到户外去锻炼，活动活动身体，吸入新鲜空气，呼出体内的二氧化碳，这对哮喘病人提高身体素质，防止哮喘病的发生是大有好处的。

春季风气当令，气候变化较大，尤其是早春，气候变化更大，常有寒潮袭来，多出现乍寒乍暖的情况。再加之人体的皮肤已经开始变得疏泄，对寒邪的抵御能力有所减弱，当此之时，气温骤变无常，哮喘病人应及时做到"虚邪贼风，避之有时"，以防止感冒的发生。

在饮食方面应注意多食青菜、水果。煮橘皮水喝可以化痰止咳平喘，鸭梨、荸荠去皮煮水喝可清热润肺。胃肠消化功能差的，可多吃白萝卜，以理气、化痰、和胃。

此外，哮喘病人还应针对春季特点，加强身体锻炼，注意劳逸结合，加强营养，以增加机体的抗病能力。

45 夏季哮喘病人如何进行调养？

夏季骄阳似火，地热蒸腾，雨水丰沛，暑热夹湿，哮喘病人应该顺应夏季气候进行调养，使机体积蓄充足的阳气，提高机体的抗病能力，为适应冬季的严寒做好准备。平时应该晚些睡，早些起床，不要厌恶夏天炎热，迎着初升的太阳进行户外锻炼，一方面可以使体内的废物得到及时排泄，吸入新鲜的空气，促进体内的新陈代谢；另一方面在强筋骨的同时，也进行了日光浴。此外，切勿急躁发怒，终日应保持乐观向上的情绪，像万物一样既旺盛又坚实，避免损伤心气，到了秋天，就可以避免哮喘的发生。

夏令酷热多雨，暑湿之气容易乘虚而入，因此，哮喘病人应减少食量，少食油腻，减轻胃肠负担，采取室内通风、降温、遮阳等措施，保持体内水分和电解质的平衡。

盛夏季节，昼长夜短。多数人在此季节由于气候闷热难以入睡，清晨又醒得较早，从晨起活动至午餐已历时 6～7 个小时，因而，哮喘病人午睡 1～2 小时，对身体康复是极有益的。

温度、湿度的变化对哮喘的发作有着重要的影响，因此，哮喘病人夏季居室内温度、湿度应相对稳定。平时可经常去公园树荫下乘凉，既可调剂生活，防止中暑，又可呼吸新鲜空气，有利于病体的康复。此外，对一些卧床不起的哮喘病人，要经常协助他们活动肢体，经常用温水擦澡，用 75% 酒精擦皮肤，以防止褥疮的形成。

夏季是肠道传染病流行的季节，把好"病从口入"关是哮喘病人预防这类传染病的重要措施。剩饭剩菜要回锅加热，对于某些开始腐败的食物，宁弃勿食。经常使用的炊具、饭具、茶具等，要经常消毒，并保持卫生。暑夏饮食安排应讲科学，尽量不使饭菜过剩。适当吃些大蒜，喝些橘子汁，对肠道感染疾病有一定的预防作用。此外，哮喘病人在夏季一定不要喝冷饮。

46

哮喘病人如何进行秋季调养？

秋季，凉风萧瑟，空气干燥，气候由阳转阴，此时哮喘病人应早睡早起，以避免肃杀之气对人体产生不良影响。思想意识要清静、安宁，神气渐收，以适应秋季寒凉之气候，不让意志外驰，保持肺气清静。如果违反这个道理，就会损伤肺气，发生哮喘。

中医认为，养生的效果不仅限于本季，还要为下一季节打好基础，也就是说，在这个季节里不能很好地养生，会引起下一季节的不健康状态。因此，哮喘病人秋天不注意调养，到了冬天就会使机体抗御外邪的能力降低，加重病情。

秋季是夏季转冬季的过渡季节，由凉而渐寒，就是说秋天阳气开始下降。一般来说，人的阳气不足，就可以借助夏天阳热之气以温养阳气，阴精不足的人也可借助秋冬收藏之气以涵养阴精。秋虽凉而寒将至，衣被要逐渐添加，不可以一下加得过多。

秋季天高气爽，气候干燥。燥是秋天的主气，燥易伤肺，所以容易发生咳嗽或干咳无痰、口舌干燥等症，哮喘病人最好多吃些秋梨膏、养阴润肺膏等滋阴润肺之品，对避免哮喘发作均有益处。秋天气候变化甚大，哮喘、喘息性支气管炎均易复发。据统计，10 月份哮喘发作机会较多，此时天气变化快，花粉多，变态反应原的食物多，因而过敏性哮喘发作也较多。所以要预防过敏原，白天可以让屋子变暗些，晚上早点睡，有意识地打乱周期，或到外地短途旅行，有意转移注意力，可减少哮喘发作。

秋季瓜果大量上市，除少数水果外，大多数水果均偏于寒凉，食用应适量，不可恣意纵腹，以免伤害脾胃阳气。

47

哮喘病人如何进行冬季调养？

冬季人体阴盛阳衰，腠理致密，阳气内敛，此季节正是人体"养藏"的最好时刻。哮喘病人冬季活动锻炼，不宜起得过早，以免扰乱阳气，最好是等待太阳

老中医教你如何养好哮喘病

出来以后，选择活动量较大的运动，使身体出些微汗。这样既可达到避寒取暖的目的，也可保持心情愉快，使精、气、神得以内收。这就是适应冬季"养藏"的道理。如果违背了这个道理，就要损伤肾气，使人体适应春天生发之气的能力降低，到了来年的春天易发作或加重哮喘。

冬天冷高压影响下的早晨，往往会有气温逆增的现象，即上层气温高，而地表气温低，大气停止对流活动，因而地面上的有害污染物，不能向大气上层扩散，于是瘀滞和停留在下层呼吸带。这时，如果早出锻炼，就会诱发或加重哮喘。从大气污染的角度出发，早晨锻炼是不适宜的。所以提出"早卧晚起，必待阳光"还是有科学道理的。

冬季气候变化多端，时而由寒转暖，时而由暖转寒，常有一昼夜温度相差十几摄氏度的现象。这种反常的气象变化，不但易诱发哮喘，而且还是一些传染病流行的好机会。其中对哮喘病人威胁最大的莫过于流行性感冒，因感冒使支气管黏膜上皮细胞的纤毛运动减弱，延长了黏液流出时间，削弱了肺脏、气管和支气管的防御能力，继而诱发哮喘。所以哮喘病人应经常注意收听天气预报，掌握气象变化，在冷空气袭来前一两天即添衣御寒，避免身体受凉。最根本、最积极、最有效的办法是平时加强体育锻炼，不断增强体质，以增加机体的适应能力和对疾病的抵抗力。

48 哮喘如何避开"先天不足"？

传统医学认为哮喘的病因多是由于先天禀赋不足，脏腑功能失调导致宿痰内伏于病人肺内，再由外因而诱发。现代医学认为哮喘是多基因遗传病，既有先天遗传因素的作用，又有后天环境因素的影响，因此与优生优育有密切关系，注意以下几个方面，可减少哮喘的发病。

（1）婚姻选择：避免都有哮喘等过敏性疾病的青年婚配，尤其家庭过敏史阳性者。因为一旦结婚，其后代发生哮喘等过敏性疾病的概率大大增加。如果结婚了则应当避免生育。

（2）孕期保健：

1）怀孕妇女饮食要多样化、合理营养；切忌饮食单一，尤其嗜食某种食品。还要供给充足的维生素、微量元素等。

2）避免烟雾损害：孕妇吸烟者，为了后代的健康要坚决戒烟，同时也要避免被动吸烟。因为烟雾对胎儿有明显不利影响，此外煤烟、柴草的烟雾同样有害，也应尽量避免。

3）孕妇要积极预防和治疗呼吸道病毒感染，避免使用对胎儿有害的药物，同时还要避免接触过敏原，有过敏性疾病时最好在孕前积极治疗。

4）怀孕日期的选择：最好避开在严冬季节怀孕，因为到次年9-10月份出生的小儿，哮喘患病率明显高于其他月份出生的小儿。

（3）母乳喂养：提倡母乳喂养是减少哮喘发生的重要措施之一。因为母乳最适合小儿的营养，其中含有大量的免疫物质。母乳喂养儿其婴幼儿期呼吸道感染和哮喘患病率明显低于人工喂养和混合喂养者。如果母乳喂养有困难的，要想办法克服困难，至少喂养6个月，这样也可以大大降低变应性疾病的患病率。

（4）早期干预：对易患哮喘的高危儿童要及早进行干预。

1）如有婴儿湿疹等特应质的小儿，可查血清总 IgE 和组胺水平，双亲有变应性疾病的小儿，可查脐血中 IgE 等，如升高，可予抗过敏药，以改善过敏体质。

2）反复呼吸道感染的患儿要积极防治，并尽早查免疫功能，予以免疫调节剂治疗。

3）成功接种卡介苗等预防注射。

4）必要时行过过敏原皮试或血清特异性 IgE 测定，如阳性，应及早行特异性免疫疗法等。

5）小儿出生后要创造良好、无污染的生活环境，避免被动吸烟等。

49

哮喘病人能否结婚生子？

绝大多数研究认为哮喘是一种遗传性疾病，具有明显的家族遗传倾向，而且这种遗传是多基因遗传。从多基因遗传规律来看，患哮喘病的青年可以结婚，但能否生儿育女呢？要看具体情况而定。如果男女双方中仅有一人患哮喘，其父母及兄弟姊妹中无人患哮喘，此时其所生子女患哮喘的概率与普通人群的概率相似，风险较低。若男女双方均无哮喘，而一方的家族中有哮喘病人，其子女患哮喘的风险也普通人群相似，因此可以生儿育女。但若男女双方均患哮喘或过敏性疾患，他们所生子女的哮喘发生率为 75%，为高度风险。故最好不结婚，即使结婚，最好不生育小孩。若一方家族史连续数代有哮喘病人，即使另一方健康，其所生子女的哮喘患病率也可达 50%，这时最好不生育子女，这是从遗传学角度考虑。但哮喘是否发生是非常复杂的问题，与妊娠月份、孕妇的营养、呼吸道感染、被动吸烟、母乳喂养、居住环境等有关，因此有哮喘的青年男女结婚后应更注意孕期保健和优生优育，以减少后代发生哮喘的风险。

50

哮喘孕妇如何度过围产期？

因为怀孕对哮喘会产生不利影响，常常会加重对孕妇和婴儿的健康威胁。所以对患有哮喘的孕妇要高度重视围产期的保护，确保孕妇顺利分娩。

首先要解除妇女的思想顾虑，大胆地实施恰当的必要保护性措施。有些哮喘孕妇害怕用药对胎儿不利而拒绝或不敢用药，使哮喘得不到良好的控制。应当引导病人克服这类想法。临床观察哮喘妇女怀孕后，只要有效地控制哮喘，对胎儿和分娩不会有不良后果。临床观察证明常规剂量使用止喘剂，尤其是使用 β-受体激动剂和激素对孕妇和胎儿都是安全的；相反，哮喘长期不能有效控制，对孕妇和胎儿均有相当大的危害。因此哮喘发作时孕妇一定要解除顾虑，坚持在医生指导下用药，确保有效控制哮喘。

其次要认真地接受围产期保健。孕妇要经常保持与围产期保健医生的交流和沟通，定期接受检查和咨询，临近预产期及早入院待产，以便及时处理临产出现的情况，若出现哮喘心慌不能平卧或有感染的，及时积极治疗。

第三监测肺功能的变化以及胎儿的情况。严重哮喘孕妇在怀孕后期常常出现呼吸频率快，过度通气，导致二氧化碳排出增加，产生轻度代偿性呼吸碱中毒，进而可能会造成呼吸功能不全。应当使用仪器准确地监测病情，及时入院就医，以防意外。同时要对胎儿进行胎心和胎动的监测，及时发现异常而采取相应的措施。

总之，患有哮喘的孕妇要十分地重视围产期的保护。

51

预防哮喘为什么要坚持"母乳喂养"?

婴儿的合理喂养,对生长发育至关重要,特别是对有过敏体质的患儿,合理的饮食喂养,不仅有利于其生长发育,而且可以有效地防止哮喘的发作。婴儿在出生前可以从母体获得免疫球蛋白G,出生后其浓度逐渐降低,因而婴儿的抵抗力也随之降低,很容易受到感染。另外,婴儿体内的免疫球蛋白A一般要到4~12岁时才能达到正常成人的含量。因而婴儿的呼吸道免疫力也较低,有过敏体质遗传的婴儿分泌型免疫球蛋白则更为缺乏,而免疫球蛋白E的产生却比一般婴儿高,因而婴儿患湿疹、哮喘等病的概率也较高。所以在喂养中,应尽量用母乳喂养,因母乳中含有丰富的分泌型免疫球蛋白A及大量的巨噬细胞、抗呼吸道感染的抗体,可提高患儿的免疫能力。而牛奶消毒时有益的物质极易被破坏,并且牛奶蛋白也易引起过敏。所以,用牛奶喂养婴儿,其患哮喘及其他过敏性疾病的机会要高得多。总之,婴儿在6个月之内尽可能吃母乳,产妇生产后3个月内不宜吃蛋类、海鲜类等易诱发过敏的食物,以使婴儿能健康成长。

第五篇

治疗

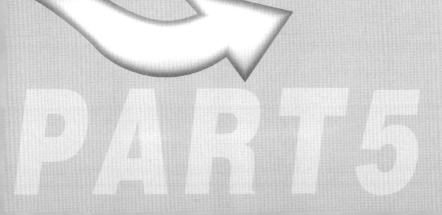

PART5

1

什么是支气管哮喘？

支气管哮喘简称哮喘，是呼吸道的一种慢性变态反应性炎症性疾病。它是由肥大细胞、嗜酸性细胞、淋巴细胞等多种炎症细胞介导的呼吸道炎症。它的存在引起气道高反应性和广泛的可逆的气流阻塞。中医将支气管哮喘也称哮喘，认为是一种发作性痰鸣气喘疾患。发时喉中有哮鸣声，呼吸气促困难，甚则喘息不能卧。

2

中医的哮喘指什么？

目前支气管哮喘中医称为"哮病"。指的是一种发作性的痰鸣气喘疾患。发作时喉中有哮鸣音，呼吸气促困难，甚则喘息不能平卧。这里所说的哮病为一种发作性疾病，属于痰饮病的"伏饮"证。实际上除了指现代医学的支气管哮喘外还包括喘息性支气管炎、嗜酸性粒细胞增多症（或其他急性肺部过敏性疾患）引起的哮喘。如果因肺系或去其他多种疾病引起的痰鸣气喘症状，则属于喘证、肺胀的病证范围。在明·虞抟《医学证传》中对哮与喘作了明确的区别，指出"哮以声响言，喘以气息言"。后世医家鉴于"哮必兼喘"，故一般通称"哮喘"，而简称"哮证""哮病"。

3

请记住！"世界哮喘日"！

当前人类社会处在一个飞速发展的时代，整个地球环境的污染在加剧，与此同时，大自然也给人类相应的报复，甚至给人类带来了巨大的灾难。随着环境质量的每况愈下，各种疾病乘虚而入，哮喘即是其中最典型的例子。哮喘是目前全球最常见的慢性疾病之一，据估计，全球每20个人中就有1个患有哮喘，总计约3亿人，中国哮喘病人近5000万。哮喘是近年来十分引人关注的全球公共健康问题，也是儿童期最常见的慢性疾病，如不积极治疗，儿童哮喘中 1/3～1/2 的人可迁延至成人。现在很多国家哮喘发病率超过 10%，我国哮喘近年来持续增长，发病情况也不容乐观。

据报道，世界各地哮喘疾病的发病率不断上升，每年约有数十万哮喘病人告别这个世界，这是一个非常令人痛心的教训。为了使防治哮喘成为世界人民的自觉行动，更为了向世界人民警示保护地球环境的重要性。1998 年 12 月 11 日，在西班牙巴塞罗那举行的第二届世界哮喘会议的开幕日上，全球哮喘病防治创议委员会与欧洲呼吸学会代表世界卫生组织提出了开展世界哮喘日活动，并将当天作为第一个世界哮喘日。从 2000 年起，每年都有相关的活动举行，但此后的世界哮喘日改为每年 5 月的第一个周二。世界哮喘日是由全球哮喘防治创议委员会（GINA）与健康护理小组及哮喘教育者一起组织的，用来提高全球对哮喘的认识，改善哮喘护理的活动。每一年 GINA 都会选择一个主题，并组织世界哮喘日材料和资料的准备及分发。例如在第二届的"世界哮喘日"，其主题是："人人正常呼吸！"希望全世界的人民包括哮喘病人都积极行动起来参加到"人人正常呼吸"的行动之中。使我们周围的空气更清新，更洁净。为了使人人都能真正享受到正常的呼吸，让我们大家都行动起来，保护好自然生态环境的和谐与平衡，保护好人类赖以生存的地球。2014 年的主题提示"哮喘是能够控制的"！2020 年 5 月 5 日第十八届"世界哮喘日"的主题仍然提示"哮喘是能够控制的"！

4 哮喘的发病情况如何？

支气管哮喘是一种常见病，近年来，全球许多国家和地区的患病率和病死率均呈逐渐上升趋势。我国平均患病率为 0.5%～1.0%，已成为病人、家庭和全社会一个沉重的负担。

5 哮喘是如何发生的？

人们可能看到过，哮喘病人吸入某种物质如花粉、尘螨或有刺激的气体，以及进食某种食物如鱼、虾等引起哮喘发作，如脱离那种环境或避免接触这类物质后，哮喘就缓解了；而在同样环境或条件下的健康人却毫无不良反应。这是怎么一回事呢？原来哮喘病人多半是特异性体质即过敏体质，这种"特异性"是机体因遗传所决定的超敏感反应，在这时期，机体受到各种内外因素的刺激，可引起哮喘发作。当然，哮喘发生机制十分复杂，以上仅是简要说明。

6 诱发哮喘的因素有哪些？

哮喘的发病及反复发作有许多复杂的综合因素，大多是在遗传的基础上受到体内外某些因素的激发。主要的激发因素如下：

（1）过敏原　①特异性抗原：a 花粉：因吸入花粉而引起的哮喘，称之为花粉性哮喘，在一定地区及季节内因吸入某些致敏花粉，而引起季节性发作或季节性加重的支气管哮喘。典型者在一定月份内先出现大都为花粉症等的前驱症状，逐渐形成阵发性的发作。由某种花粉可引起的单纯性哮喘的发作期限，一般随花粉期的长短而决定，发作时症状与典型支气管哮喘无异，药物治疗效果很差。无并发症者可随空中花粉的消失而自行缓解。b 灰尘：各种各样的灰尘常可激发或加重哮喘的发作，无机尘如街道上的灰尘常是一种刺激性物质；有机尘可以是刺激性也可由免疫介导而引起反应。家尘是由各种成分组成的，主要有腐烂物质、被褥、衣服、破旧家具等产生的脱屑、皮屑、细菌、真菌等。c 尘螨：尘螨滋生于人类居住环境中，如卧室、床褥、枕头、沙发、衣服等处极多，学校地板、棉纺厂、食品仓库等处也有尘螨。螨性过敏发病率儿童大于成人，男性高于女性。d 表皮致敏原：对狗、猫、马的皮屑引起的Ⅰ型变态反应性疾病，是众所周知的。而狗、猫的毛皮并非是重要的致敏原，其皮屑是重要的过敏原。农村中应注意对牛、猪、马、羊的过敏。动物房管员或动物实验者应注意对兔、大白鼠、小鼠、豚鼠、狗、猴、猫等过敏。其他的如羽绒服、羽绒被及羊毛衫也应引起重视。e 真菌：潮湿的空气或住室中真菌易产生。f 昆虫排泄物：甲虫、蝗虫、蛙虫、豆中的象鼻虫、谷中的螨、蟑螂的排泄物可引起Ⅰ型变态反应而致哮喘发作。②非特异性因素：工业气体、氨、煤气、氧气、沼气、冷空气、硫酸等皆可诱发哮喘。

（2）呼吸道感染　呼吸道感染与哮喘有着重要的关系。病毒性呼吸道感染诱发哮喘很常见，尤其婴幼儿。支原体呼吸道感染也可诱发哮喘，细菌性感染诱发哮喘还有争论，但要重视局部病灶，尤其副鼻窦炎的防治，鼻中隔偏曲的纠正，以减少细菌繁殖的机会，但扁桃体的切除要慎重。

（3）气候因素

①气温：气温的突然变化可能是一种刺激因素，正如一般哮喘病人吸入煤气或其他刺激性气体后，哮喘立即发作一样。

②湿度：湿度太高可影响体表水分的蒸发，机体以呼吸加快以代偿之，这对哮喘是有害的；另一方面，湿度太低，可使呼吸道黏膜干燥而引起哮喘发作，运动性哮喘因气道干燥而症状加重，一般认为最理想的湿度应为35％～50％。

③气压：气压低时各种过敏原如花粉、真菌、细菌、灰尘及工业性刺激物等不易飘散或高飞，因此容易被人吸入。

④空气离子：有些病人认为引起变态反应症状并不是由于气温、湿度及气压的变化，而可能是由于空气中所存在的离子。

（4）药物因素　药物引起哮喘并不少见，临床上常用药物如含酊剂的化痰止咳药水、磺胺类、阿司匹林、青霉素、普萘洛尔（心得安）、局部麻醉剂等，因此在治疗时必须询问病人的药物过敏史。

（5）精神因素　已知精神刺激和暗示疗法可以诱发和治疗哮喘。

（6）运动因素　大多数哮喘或过敏性鼻炎的病人，一般在持续运动后诱发哮喘，尤其持续剧烈的长跑最容易促使潜在性哮喘发作。

（7）食物　食物中牛奶、鸡蛋、核果、鱼虾、蟹、黄豆、花生、水生贝壳类动物、巧克力等，通过消化道途径，主要引起消化道过敏，但也可诱发哮喘甚至全身过敏性反应。

（8）微量元素缺乏　以缺铁、缺锌为较常见，由这些微量元素缺少造成的免疫功能下降所致。

（9）月经和妊娠　有不少女性哮喘病人哮喘的反复发作与月经、妊娠有一定关系。有人观察到在发育期开始有过敏性哮喘的少女，以后经常在月经前的7～8天有哮喘复发，而不少哮喘病人在妊娠后可以好转。

7

中医对哮喘的病因有哪些认识？

中医认为哮病的发生为痰伏于肺，每因外邪侵袭、饮食不当、情志刺激、体虚劳倦等诱因引动而触发，以致痰壅气道，肺气宣降功能失常。①外邪侵袭：外感风寒或风热之邪，未能及时表散，邪蕴于肺，壅阻肺气，气不布津，聚液生痰。或因吸入烟尘、花粉、动物毛屑、异味气体等，影响肺气的宣降，津液凝聚，痰浊内生而致哮。②饮食不当：过食生冷，寒饮内停或嗜食酸咸甘肥，积痰蒸热，或进食海膻发物，以致脾失健运，痰浊内生，上干于肺，壅塞气道，而致诱发。故古人又有称为"食哮""鱼腥哮""卤哮""糖哮""醋哮"者。③体虚病后：素质不强，则易受邪侵。如幼儿哮病往往由于禀赋不足所致，故有称"幼稚天哮"者。若病后体弱，如幼年患麻疹、顿咳，或反复感冒、咳嗽日久等会导致肺虚。一般而言，素质不强者多以肾虚为主，而病后所致者多以肺为主。

8

中医认为哮喘的病理因素有哪些？

中医认为哮喘的病理因素以痰为主。如朱丹溪说："哮喘专主于痰。"痰的产生主要由于人体津液不归运化，凝聚而成，如伏藏于肺，则成为发病潜在"夙根"，因各种诱因如气候、饮食、情志、劳累等诱发，这些诱因每多错杂相关，其中尤以气候变化为主。发作时的基本病理变化为"伏痰"遇感引触，痰随气升，气因痰阻，相互搏结，壅塞气道，肺管狭窄，通畅不利，肺气宣降失常，引动停积之痰，而致痰鸣如吼，气息喘促。若病因于寒，素体阳虚，痰以寒化，属寒痰为患，则发为冷哮；病因于热，素体阳盛，痰以热化，属痰热为患，则发为热哮；如"痰浊内郁，风寒外束"引起发作者，可以表现为外寒内热的寒包热哮；痰浊伏肺，肺气壅塞，风邪触发者则表现为风痰哮；反复发作，正气耗伤或素体肺肾不足者，也可以从实转虚，发为虚哮。

9 为什么哮喘多发于春秋季节？

哮喘病人一年四季均可发作，但经流行病学调查表明，发作最多的是春秋季节。常见的原因有：

（1）春秋季节气温变化较大，忽冷忽热容易伤风感冒，尤其上呼吸道感染极为流行，而大多数哮喘发作都可以在上呼吸道感染以后引起。

（2）春秋季节花草树木茂盛，百花齐放，尤其某些花草树木散放出的风媒花粉，飘浮在空气中，许多有过敏体质的人吸入后便引起喷嚏、鼻涕、鼻痒及咳嗽等症状，以后逐渐引起哮喘，原有哮喘者则被导致发作。

（3）灰尘中的螨虫在空气湿度较高及一定的温度时（25℃～30℃）容易生长繁殖，因此春末夏初及夏末秋初哮喘病人发作增多。

10 什么人易患哮喘？

哮喘可能发生在任何年龄的人身上。但大多数在童年开始，常见于年龄小于3岁的婴幼儿和大于3岁的儿童。各种族的人都有可能患上哮喘。在成年人当中有0.5%患有哮喘，而儿童患哮喘较为普遍，因定义的不同，较难得到一个准确数字，发病率大约是成年人的10倍。

11 都市里的人为何更易患哮喘？

都市人更易患哮喘的原因：

（1）环境因素　随着城市人口密度的增大，有限的空气要供更多的人呼吸，工业化进程的加快，又使空气的质量严重下降；目前，大多数家庭都已住入密封性较好的新房，室外活动的机会减少，从而导致空气呼吸范围减少；现代建筑材料的广泛应用，各种有机化学物质释放的大量有害物质，也会对呼吸道产生刺激作用，引起敏感者哮喘发作。

（2）生活方式　时下饲养宠物、养花弄草渐成都市人的时尚。而宠物的唾液、粪便、尿和皮毛鳞屑中存在着许多导致哮喘的过敏物质。人们长期与宠物接触，往往可发生过敏，引起哮喘。扩散于空气中的某些植物花粉或孢子对花粉过敏者来说，也是重要的致敏原。因此，如果家人中有哮喘病人或花粉过敏者，最好不要养动物，要少种花草，以减少哮喘发作。

（3）饮食结构　越来越便捷的交通使大量外来食品涌入，甚至包括国外食品，由于某些人对这些食品的不适应，因此而产生食物过敏并导致哮喘的人也为数不少。另外，化学添加剂的大量使用，如食品调味、防腐、保鲜、着色等化学制剂都是过敏性哮喘的重要因素。

（4）精神因素　现代生活的节奏加快，竞争激烈，人们承受的压力增大，由此而造成人体内分泌失衡，从而引起哮喘。有的人因突然的情绪兴奋、精神创伤或激烈争吵等，也可能促使哮喘发作。

（5）药物及病毒　大量抗生素药物的运用，使病毒及细菌的抗药性增长，导致人的机体免疫力产生变化。同时某些药物本身也已被证实会使某些人引起哮喘，如阿司匹林、普萘洛尔（心得安）、吲哚美辛（消炎痛）、布洛芬等均具有诱发哮喘的潜在危险性。

12　哮喘病会遗传吗？

许多研究认为，哮喘有一定的遗传倾向。有人曾经调查的 1220 例病人中，589 例病人的家族中有哮喘、过敏性鼻炎和（或）其他过敏性疾病史占调查总人数 48.2%。有关哮喘遗传的研究表明，哮喘病人的亲族中患有哮喘者多于对照组的亲族，因此认为哮喘是由遗传决定的。同时因为未发现过敏及非过敏性哮喘间有什么亲族发病率差异，所以认为哮喘的遗传可能与过敏无关。

现在看来，哮喘可能不是一种单质性遗传病，而是多因性和异质性疾病，它可能包括好几种不同的类型和层次，分别由不同的遗传机制控制。目前大多数人倾向于认为哮喘是一种多基因遗传病，其遗传度为 70%～80%。

13

婚前作免疫咨询可以减少下一代哮喘的发生吗？

哮喘在不同方式的遗传中有其不同的遗传程度。一般双亲都有特应性素质和（或）气道受神经及受体导致的异常时，则其子女患有哮喘较为多见。因此特应性素质和（或）气道的某些异常在哮喘的遗传问题上有免疫学和（或）非免疫学的双重因素。如双亲都有特应性体质者，其子女中75%可得有特应性症状，单方面则为50%，无特应性家族史者则为38%。国外有人指出，母亲的严重过敏对子女的影响较父亲的过敏史更有重要意义。一般来讲，哮喘的发病年龄愈小，其特应性家族史愈明显。所以，从免疫遗传角度考虑，男女双方在婚前应作免疫咨询，如发现双方或女方为特应性体质者，为了下一代健康，结婚应慎重，这样可以有效地减少哮喘的发生。

14

哮喘病人能生育吗？

哮喘病人能否生儿育女呢？要看具体情况而定。如果男女双方中仅有一人患哮喘，其父母及兄弟姊妹中无人患哮喘，此时其所生子女患哮喘的概率与普通人群的概率相似，风险较低。若男女双方均无哮喘，而一方家族中有哮喘病人，其子女患哮喘的风险也与普通人群相似，因此可以生儿育女。但若男女双方均患哮喘或过敏性疾患，他们所生子女的哮喘发生率为75%，为高度风险，故最好不生育小孩。若一方家族史中连续数代有哮喘病人，即使另一方健康，其所生子女的哮喘患病率也可达30%，这时最好不生儿育女，这是从遗传学角度考虑的。当然哮喘的发生是非常复杂的问题，与孕妇的营养、呼吸感染、被动吸烟、母乳喂养、居住环境等也有关联，因此有哮喘的青年男女结婚后更应注意孕期保健和优生优育，以减少其后代发生哮喘的风险。

15

哮喘对孕妇和胎儿有哪些影响?

哮喘发作对孕妇和胎儿肯定是有一定影响的,但一般影响并不大,关键在于能否把哮喘控制好。目前已明确,常用控制哮喘的药物对孕妇和胎儿均没有明显的副作用。同时哮喘得到良好的控制的孕妇,在妊娠全过程中也不常发生流产、早产、滞产和难产等,大多数可以顺利安全地度过,并分娩出正常的新生儿,因此可以怀孕,不需终止妊娠。

哮喘对胎儿的影响也是因哮喘发作的程度而异。轻度哮喘发作,对胎儿的影响很小。但是如果孕妇的哮喘长期得不到良好的控制的话,则可引起孕妇和胎儿严重的并发症。如果孕妇发生先兆子痫、妊娠高血压、妊娠毒血症、剧吐、阴道出血和难产等,胎儿则表现为宫内生长迟缓、体重低等。如哮喘发作致严重缺氧,则可引起孕妇和新生儿缺氧的一系列病症,甚至威胁到孕妇的生命,因此一定要想法设法控制好哮喘。

16

什么是职业性哮喘?

职业性哮喘与其从事的职业密切相关。是指在生产过程中接触特异性尘埃、气体等发生的哮喘。常见于长期遭受低浓度化学品刺激的工人,也见于急性吸入高浓度刺激物者。随着新物质的不断产生,致哮喘的有机、无机物不断增加,使职业性哮喘发病率相应地不断增加。职业性哮喘,是职业医学中常见病之一。我国职业性哮喘约占哮喘总数的 2%。职业性哮喘产生的症状,不一定在短时间出现,有的在工作了 2~3 年或 4~5 年以后才出现哮喘。典型的病人在工作期间或工作数小时就发生气促、胸闷、咳嗽、喘鸣,常伴鼻炎和(或)结膜炎。许多初发病人常被误诊为支气管炎。所以,健康不吸烟者,有接触特异性尘埃或气体的人出现咳嗽、咳痰、鼻炎者,应考虑是否与职业有关。

17

哮喘病人如何加强自我检测？

哮喘病人是可以自我检测而加以预防的。首先支气管哮喘最常见的先兆症状为胸闷、咳嗽、过敏性鼻炎或伤风感冒等。过敏性鼻炎以打喷嚏、流鼻涕、鼻痒、眼痒、流泪等症状群为常见。如为过敏性咳嗽，则以喉痒、咳嗽、胸闷等症候群为常见。自先兆期到哮喘发作开始的时间不一致，可以几秒钟、几分钟至数小时。但大部分在数分钟内即可发作。女性在月经前感到乏力、咳嗽，小儿在发作前有烦躁不安或少动、精神不佳等先兆症状。如果在先兆期内及时注意防治，则对控制哮喘发作非常有帮助。当然有些人并不是每一次哮喘发作都有先兆期，有时吸入某些物质可突然发作，有的人会在睡眠中突然惊醒而发作。后者要注意白天尽量避免接触过敏原，必要时调整平喘药物的使用时间。多饮水，维持机体的水分，晚上睡眠保持室内一定的温、湿度。

18

哮喘病有哪些危害？

哮喘病的危害是很大的，可以从以下几方面来说明：

（1）危害健康：哮喘发作可因喘息或剧烈咳嗽等给病人造成肉体上的巨大痛苦，缺氧严重时大汗淋漓，有濒死的恐惧感，反复发作可继发肺气肿、肺心病、呼吸衰竭等严重的并发症，使生活质量严重下降，丧失劳动和学习的能力，甚至危及生命。哮喘儿童还可因此而影响生长发育。据报道，世界上有35％的哮喘儿童因哮喘而遭受痛苦，41％以上的病人家长说，哮喘使他们的孩子感到自怜、孤独和自卑等。据 WHO（世界卫生组织）称，全球每年有 18 万人死于哮喘，因此本病是严重危害公众健康和生命的常见呼吸道顽疾，危害是巨大的。

（2）影响正常生活和工作、学习：哮喘是导致儿童缺勤、缺课最主要的慢性病，或致工作状态不佳，并常影响体育活动和娱乐活动。哮喘患儿的家长误工等损失也是可观的。

（3）沉重的经济负担：巨额医疗费用给家庭和社会都带来沉重的经济负担，

成为严重的公共卫生问题。从全球而言，哮喘病的费用已超过肺结核和艾滋病费用的总和。以美国为例，1 年哮喘病的治疗费用高达 64 亿美元，而英国哮喘病人做造成的保健护理方面的开支及患病造成的损失每年达 18 亿美元。

目前本病已成为继高血压病、糖尿病、骨质疏松症之后的全球第四大疾病。

19 中医可以预防哮喘复发吗？

中医可以预防哮喘复发。中医认为哮喘是一种反复发作，缠绵难愈的疾病，其反复发作最终导致肺脾肾三脏俱虚。所以在哮喘的缓解期通过健脾补肺益肾的方法固本补虚，可以减轻减少哮喘发作，甚至不发作，从而起到预防哮喘发作的作用。

20 哮喘病人在家发作时怎么办？

哮喘病人在家发作需要对症处理，发作严重的急需要紧急处理。所谓"对症处理"，就是首先暂时施行控制发作的疗法。为了正确地对症处理哮喘发作，首先应把握发作的程度。发作一般分为小、中、大发作。把握呼吸困难的程度，全身状态等，如发作在小发作程度，呼吸困难轻时可以采取舒适的体位，比如平卧时改为坐姿更利于呼吸，勉强卧倒不如采取自己最舒适的姿势为好，喝一些温水，在心情平静时痰必容易咳出，刺激交感神经必可使发作减轻。可采取腹式呼吸，腹式呼吸不过分用力，能够有效地进行换气。尽量将体内的痰咳出，亦可使用支气管舒张剂，但需要按照医生的处方来使用，特别是关于药物的使用量必须严格遵守医师的指导。如果是大发作，尤其是出现下列情况时，使用单剂量支气管舒张剂（最好是气雾剂）后，应立刻去医院就诊，接受医生的系统治疗：①口唇和爪甲，鼻尖发绀（或者紫色）；②脉搏（心跳）在每分钟 100 次以上；③出现意识变化，如异常兴奋，意识丧失、朦胧等情况；④剧烈的声嘶样呼吸突然减弱。这几种情况都是重症发作的表现，具有危险性，必须立刻去医院急诊，绝不能马马虎虎地进行家庭疗法。

哮喘病人如何正确使用"三支枪"？

近年来由于科技的发展，大量支气管解痉药不断上市，尤其是"气雾剂"（也就是所谓的"三支枪"）的推陈出新，在哮喘有效控制方面，发挥了很大作用。

（1）β_2受体激动剂（也叫拟肾上腺素类）：该类药物通过激动呼吸道的β_2受体，扩张支气管平滑肌增加黏液纤毛清除功能，降低血管通透性，抑制过敏性介质的释放，从而发挥平喘作用，是缓解哮喘症状的首选药物，目前提倡雾化吸入给药。常用的气雾剂有万托林（硫酸沙丁胺醇）、喘康速（硫酸特布他林气雾剂）。长效β_2受体激动剂有沙美特罗、福莫特罗等。其复合制剂有沙美特罗替卡松粉吸入气雾剂（舒利迭）、布地奈德福莫特罗吸入粉雾剂（信必可都保）等。

（2）抗胆碱药物：该类药物可阻断节后迷走神经传出支，通过降低迷走神经张力而舒张支气管。目前常用的是溴化异丙托品和溴化氧托品气雾剂。如异丙托溴铵气雾剂（爱全乐）、噻托溴铵粉吸入剂（思力华）。这类药物同时有舒张心血管作用，在合并有心脏疾患的哮喘病人身上更为有益。抗胆碱药可与β_2受体激动剂联合吸入，使支气管舒张作用增强并持久。如可必特气雾剂，含异丙拖品和沙丁胺醇，每次 1~2 喷，每天 3~4 次。

（3）肾上腺皮质激素：已被公认为治疗哮喘的一线药物（运动性哮喘疗效欠佳），该类药物从多方面抑制哮喘的发病环节，因此对哮喘有比较优良的临床疗效。尤其是局部给药，具有脂溶性高，局部作用强，肝脏代谢快，全身反应少的特点。常用的气雾剂有：丁地去炎松（BUD）；普粒（又叫布地奈德气雾剂）；普米克都保（又叫布地奈德吸入剂）；成人剂量为每天 400~800 微克，儿童每天200~400 微克；丙酸氟替卡松（FP）吸入气雾剂，商品名辅舒酮，抗炎作用强（是 BUD 的 2 倍），常用量为每天 200~500 微克，其与β_2受体激动剂联合使用亦可提高疗效，减少药物的用量。如沙美特罗替卡松粉吸入气雾剂（舒利迭）有（50 微克/500 微克）×28 泡，（50 微克/250 微克）×60 泡，（50 微克/100 微克）×60 泡三种规格，根据病情选用不同规格，每日 1~2 次，每次 1~2 喷。一般来说，发作期成人多选用（50 微克/500 微克）×28 泡。倍氯米松福莫特罗气雾剂，规格为 100 微克/6 微克/揿，每次 1~2 揿，每日 1~2 次。布地奈德福莫特罗粉吸入剂（信必可都保），有（160 微克/4.5 微克）×60 吸和（320 微克/9 微克）×60 吸两种规格，每次 1~2 吸，每日两次。气雾剂使用方法非常重要，病人要在医护人员的指导下了解熟悉各种吸入药物的性能、特点、适应证，而正确掌握使用。

上述三支枪根据病情需要可单独使用，也可联合使用。

22 哮喘发作时有哪些症状？

哮喘发作时一般有以下几种症状：

（1）先兆期：感到胸闷、咳嗽、痰量增加而又不易咯出、鼻咽发痒、眼痒、流清水样鼻涕，连续打喷嚏，或有咽痛发热及咳嗽等呼吸道感染表现。妇女在月经前感乏力、咳嗽，在好发季节连日来过度疲劳，小儿日间过于顽皮吵闹，气温突然变化，气候阴湿，尤其在某些节气，例如春分、立夏、寒露、冬至等前后，病人如果遇到上述一种或一种以上的情况，有在夜晚或近几天内有喘息发作的可能，须及时采取相应措施以防发作。

（2）阵发性发作：阵发性发作大都突然发作，不一定先有先兆期，一般因受凉、运动、吸入某种刺激性气体或过敏原、大笑或在睡眠中突然惊醒，自觉胸闷，胸部好像有重石压迫，甚至有断气（医学上称窒息）感觉或自觉吸入气体不够用，不能平卧被迫坐起（医学上称端坐呼吸），头向前俯，两肩耸起，两手撑在膝上或桌上，呼气长吸气短（呼气可较吸气长 3 倍），发出响亮而高的典型笛声（哮鸣音），各种呼吸肌如颈胸肌运动明显。如果病情进一步发展则表现为支气管痉挛时间延长，肺泡内残余气体过多，影响气体交换发生缺氧，出现面色发灰、口唇指甲发紫、四肢冰凉、心跳增快、脉搏细弱、大汗淋漓、情绪紧张。如果由过敏原引起者痰量较少，2~3 天后痰量增多，痰色呈白色泡沫，黏稠如胶，不易咳出，可含水晶样小颗粒，痰液松动或吐出黄痰后终止发作。如果由感染引起者则先咳嗽而引起哮喘，咳剧时引起胸痛，痰因感染初呈黄绿色，感染控制转成白色由黏稠而转稀薄，痰由多量而渐减少，这时哮喘也减轻。

（3）慢性哮喘：一年四季经常发作，或用药物虽然控制，但缓解期维持时间很短，大都由阵发性哮喘用药不当（病人依从性差），控制不佳等因素所致。小儿极少见，病人可能合并慢阻肺（COPD），即使不在急性发作期也常感胸闷气急。病情轻重不一，轻者可参加一般工作，较重者合并肺气肿或同时有支气管扩张，不仅胸闷气急，而且哮鸣音也明显，经常咳嗽多痰，痰白色泡沫或黏稠如胶，不易咳出，痰咳出后就感呼吸舒畅，痰液积聚后症状又加重，呼吸道易感染伴发热，痰由白色变成黄脓。慢性哮喘的严重程度并没有明确界限。

（4）哮喘严重发作：原称哮喘持续状态，指哮喘持续 24 小时以上未能缓解者。病人表现症状严重，手脚冰凉、大汗淋漓、面色苍白、脱水、心跳加快、脉搏细数、神情惊慌，哮鸣音明显。当支气管痉挛持续存在或痰液阻塞细支气管而不易咳出，呼吸极度困难，通气量明显下降，呼吸音很低，反而听不到哮鸣音，肺部呈"静悄无音"，发展为意识不清，口唇指甲发绀更明显，全身衰竭，奄奄一息，抢救措施必须分秒必争。

23 引起哮喘严重发作的原因有哪些？

引起哮喘严重发作的原因有：

（1）感染（尤以病毒感染）没有得到及时控制。

（2）哮喘发作因出汗、张口呼吸及用茶碱后利尿使体内水分损失较多，加上饮水太少，促使病人痰液更黏稠而不易咯出，黏痰阻塞了小呼吸道。

（3）周围环境某些刺激性物质或过敏原持续存在和被吸入。

（4）哮喘发作时因剧烈咳嗽或其他原因，病人发生肺不张、肺大泡、气胸甚至纵隔气肿等并发症。

（5）某些药物使用不妥，尤其普萘洛尔应用或异丙肾上腺素使用过量。

（6）精神过度紧张。

24 哮喘如何分型？

根据有无变应原和发病年龄，可分为外源性哮喘和内源性哮喘。部分病人难以区分两者，称为混合性哮喘。根据诱发因素不同，有些哮喘病例分别称为运动性哮喘、药物诱发性哮喘、心因性哮喘或职业性哮喘等。

（1）外源性哮喘包括变应性（过敏性）哮喘、职业性哮喘、药物诱发性哮喘、运动性哮喘等。此类病人大都有家族和本人过敏史，起病多在青少年时期，春秋季节为好发期。其发病较快，先兆症状以鼻痒、眼痒、喷嚏、流清水样鼻涕为主。

（2）内源性哮喘包括感染性哮喘、月经性和妊娠性哮喘。这类病人很少有家族及个人过敏史，多在中年后起病，发病无季节性。先兆症状以哮喘为多，起病较缓，经常发作。

25 怀疑哮喘需做哪些检查来明确?

要确诊哮喘需做的检查:

（1）血液常规检查：过敏性哮喘病人可有嗜酸性粒细胞增多，如并发感染可有白细胞总数和中性粒细胞增多。

（2）痰液检查：涂片在显微镜下可见较多的嗜酸性粒细胞，也可见尖棱结晶、黏液栓和透明的哮喘珠。如合并呼吸道细菌感染，痰涂片革兰染色、细菌培养及药物敏感试验结果有助于病原菌的诊断及指导治疗。

（3）呼吸功能检查：在哮喘发作时有关呼气流速的全部指标均显著下降。第一秒用力呼气量（FEV_1）、FEV_1占预计值的百分率（$FEV_1\%$）、FEV_1占用力肺活量（FVC）比值〔（FEV_1/FVC）%〕、最大呼气中期流速（MMFR）、25%与50%肺活量时的最大呼气流量（MEF25%与MEF50%）以及最大呼气流速（PEF）均减少。其中以$FEV1\%$最为可靠，PEF最为方便。PEF测定值占预计值的百分率（PEF%）和PEF昼夜变异率是判断支气管哮喘病情严重度的两项有用指标。缓解期上述指标可全部或部分恢复。对于呼吸功能基本正常的病人，如果吸入组胺、乙酰甲胆碱或过敏原后FEV_1或PEF的下降>20%，称为支气管激发试验阳性，有助于支气管哮喘的诊断。对于通气功能低于正常的病人，如果吸入支气管舒张剂后FEV_1或PEF测定值增加≥15%，称为支气管舒张试验阳性，也有助于哮喘的诊断。

（4）血气分析 轻度哮喘发作，PaO_2 和 $PaCO_2$ 正常或轻度下降；中度哮喘发作，PaO_2 下降而 $PaCO_2$ 正常；重度哮喘发作，PaO_2 明显下降而 $PaCO_2$ 超过正常，出现呼吸性酸中毒和（或）代谢性酸中毒。

（5）胸部 X 线检查 早期在哮喘发作时可见两肺透亮度增加，呈过度充气状态；在缓解期多无明显异常。

（6）特异过敏原的补体试验 可用放射性过敏原吸附试验（RAST）测定特异性 IgE，过敏性哮喘病人血清 IgE 可较正常人高 2~6 倍。在缓解期检查可判断过敏原，但应防止发生过敏反应。或用嗜碱粒细胞组胺释放试验计算组胺释放率，>15％为阳性。也可测定血液及呼吸道分泌物中 IgE、IgA、IgM 等免疫球蛋白。

（7）皮肤敏感试验 在哮喘缓解期用可疑的过敏原作皮肤划痕或皮内试验，有条件作吸入激发试验，可作出过敏原诊断。但应注意高度敏感的病人有时可能诱发哮喘和全身反应，甚至出现过敏性休克。须密切观察，及时采取相应处理。

（8）混合过敏原检测：采用酶免疫法快速、准确、无痛检测过敏原。该方法可对病人血清或血浆中的过敏原（总 IgE、总 IgG、特异性 IgE 等）进行定性和定量检测。IVT 用于检测 IgE 介导的速发型过敏反应，速发型的过敏反应有明显的季节性，发病时间短、发病率高。该试验解决了常规皮肤试验在 I 型变态反应病人发作期不宜检测过敏原的难点。FIgG 用于检测迟发型的过敏反应。该反应主要与食物有关，即食物不耐受，表现为接触过敏原几天或一周后才出现相关症状。这些过敏反应常因症状滞后而被误诊，临床表现为各系统的慢性症状。如长期病因不明，反复发作，久治不愈，建议应查食物 IgG。

过敏原筛查检测适应人群：过敏原因不明的病人，湿疹、荨麻疹、过敏性鼻炎、哮喘、银屑病等病人都应做一下过敏原检测，这样对预防和治疗疾病都有很大的帮助。

各家医院目前所用的过敏原检查试剂盒大致可以分为这样几种：①吸入性过敏原的筛查实验；②食入性过敏原的筛查实验；③吸入性过敏原分类检查（这种试剂盒可以查出具体引起过敏反应的吸入性物质比如尘螨，花粉等）；④食入性过敏原分类检查同样可以查到具体的引起过敏的食物，需查血清包括了以下几项：户尘螨/粉尘螨（Dx），矮豚草/蒿（Wx），猫毛皮屑/狗毛皮屑（E1/E5），蟑螂（I6），点青霉分枝胞霉/烟曲霉等（Mx1），柏/榆/梧桐/柳/三角叶杨（Tx4），葎草（W22），鸡蛋白/鸡蛋黄（F245），牛奶（F2），鱼虾蟹（Fcru），牛肉羊肉（Fmea），腰果花生黄豆（Fnut），芒果（F91），小麦（F4），总 IgE（IgE）。

26 哮喘的诊断标准有哪些？

哮喘的诊断标准：

（1）反复发作的喘息、呼吸困难、胸闷或咳嗽，多与接触变应原，冷空气，物理、化学性刺激，病毒性上呼吸道感染，运动等有关。

（2）发作时听诊双肺可闻及散在或弥漫性的以呼气期为主的哮鸣音，呼气相延长。

（3）上述症状可自行缓解或治疗后缓解。

（4）排除其他疾病引起的喘息、胸闷和咳嗽。

（5）症状不典型者（如无明显喘息或体征）应至少具备以下一项试验阳性：①支气管扩张试验阳性［一秒钟用力呼气容积（FEV_1），增加 15％以上，且 FEV_1增加绝对值>200mL］；②PEF 日内变异率或昼夜波动率≥20％；③支气管激发试验或运动激发试验阳性。

27 有气喘症状一定是哮喘吗？需与哪些疾病鉴别？

哮喘病人可以出现气喘症状。所以有气喘症状有可能是哮喘发作，但是也不一定都是哮喘发作，很多疾病都可能出现气喘。因此，须与以下疾病进行鉴别：

（1）心源性哮喘：心源性哮喘常见于左心心力衰竭，发作时的症状与哮喘相似，但心源性哮喘多有高血压、冠状动脉粥样硬化性心脏病、风心病、二尖瓣狭窄等病史和体征。阵阵咳嗽，常咳出粉红色泡沫痰，两肺可闻广泛的水泡音和哮鸣音，左心界扩大，心率增快，心尖部可闻奔马律。病情允许可作胸部 X 线检查时，可见心脏增大，肺淤血征，有助于鉴别，若一时难以鉴别可注射氨茶碱缓解症状后进一步检查，忌用肾上腺素或吗啡，以免造成危险。

（2）喘息型慢性支气管炎：多见于中老年人，有慢性咳嗽史，喘息长年存在，有加重期，有肺气肿体征，两肺常可闻及水泡音。

（3）支气管肺癌：中央型肺癌导致支气管狭窄或伴有感染时或类癌综合征，可出现喘鸣或类似哮喘样呼吸困难、肺部可闻及哮鸣音。但肺癌的呼吸困难及哮鸣症状进行性加重，常无诱因，咳嗽可有血痰，痰中可找到癌细胞，胸部 X 线摄片、CT 检查或纤维支气管镜检查常可明确诊断。

（4）变态反应性肺浸润：见于热带性嗜酸粒细胞增多症、肺嗜酸粒细胞增多性浸润、外源性变态反应性肺泡炎等。致病原因为寄生虫、原虫、花粉、化学药品、职业粉尘等，多有接触史，症状较轻，病人常有发热，胸部 X 线可见多发性，此起彼伏的淡薄斑片浸润阴影，可自行消失或再发，肺组织活检也有助于鉴别。

28 如何评价支气管哮喘的病情？

哮喘病人的病情评价应分为两个部分：

（1）非急性发作期病情的总评价：许多哮喘病人即使没有急性发作，但在相当长的时间内总是不同频度和（或）不同程度地出现症状（喘息，咳嗽，胸闷），因此需要依据就诊前临床表现、肺功能以及为控制其症状所需用药对病情进行总的估价。

（2）哮喘急性发作时严重程度的评价：哮喘急性发作是指气促、咳嗽、胸闷等症状突然发生，常有呼吸困难，以呼气流量降低为其特征，常因接触变应原等刺激物或治疗不当所致，其程度轻重不一。病情加重可在数小时或数天内出现，偶尔可在数分钟内即危及生命，故应对病情作出正确评估，以便给予及时有效的紧急治疗。哮喘急性发作时严重程度的评估（见表 5 - 1）。

表 5 - 1　哮喘急性发作时严重程度的评估

临床特点	轻度	中度	重度	危重
气短	步行、上楼时	稍事活动	休息时	
体位	可平卧	喜坐位	端坐呼吸	
讲话方式	连续成句	常有中断	单字	不能讲话

续表

临床特点	轻度	中度	重度	危重
精神状态	可有焦虑或尚安静	时有焦虑或烦躁	常有焦虑、烦躁	嗜睡或意识模糊
出汗	无	有	大汗淋漓	
呼吸频率	轻度增加	增加	常>30 次/min	
辅助呼吸肌活动及三凹征	常无	可有	常有	胸腹矛盾运动
哮鸣音	散在，呼吸末期	响亮、弥漫	响亮、弥漫	减弱，乃至无
脉率	100 次/min	100~200 次/min	>120 次/min	>120 次/min 或脉率变慢或不规则
奇脉	无，<10mmHg	可有，10~25mmHg	常有，>25mmHg	
使用 β_2 激动剂后 PEF 占正常预计值或本人平素最高值%	>70%	50%~70%	<50% 或<100 升/分钟或作用时间<2 小时	
PaO_2（吸空气）	正常	60~80mmHg	<60mmHg	
$PaCO_2$	<40mmHg	≤45mmHg	>45mmHg	
SaO_2（吸空气）	>95%	91%~95%	≤90%	
pH			降低	

29 哮喘的治疗目标是什么？

控制症状，减少发作，提高生活质量。具体说来是：①控制哮喘症状并予以维持；②防止哮喘病情的恶化；③尽可能使病人的肺功能维持在正常水平；④保持病人正常的活动能力（包括运动能力）；⑤避免平喘药物引起的不良反应；⑥防止形成不可逆性气道阻塞；⑦避免哮喘引起的死亡。

30 为何哮喘需早期治疗？

从病理上讲，哮喘是在过敏原或非过敏原作用下所引起的气管、支气管慢性非特异性炎症，支气管黏膜充血、肿胀、分泌物增多，到了后期，支气管黏膜形成瘢痕，支气管狭窄。因此，早期这种炎症是可逆的，也就是说经治疗后可以复原，支气管管腔也不会变成永久性狭窄。如治疗不及时，支气管黏膜脱落，形成瘢痕，气道变狭窄，最后演变为肺气肿和肺源性心脏病。一旦发生，尤其是肺源性心脏病，就会完全丧失劳动能力，成为残废，甚至危及生命，因此哮喘病人必须尽早进行有效的治疗。

31 如何治疗哮喘?

哮喘的治疗措施：

（1）消除病因：应避免或消除引起哮喘发作的变应原和其他非特异性刺激，去除各种诱发因素。

（2）控制急性发作：哮喘发作时应兼顾解痉、抗炎、去除气道黏液栓，保持呼吸道通畅，防止继发感染。一般可单用或联用下列药物。①拟肾上腺素药物：此类药物包括麻黄碱、肾上腺素、异丙肾上腺素等。②茶碱（黄嘌呤）类药物：氨茶碱。③抗胆碱能类药物：常用药物有阿托品、东莨菪碱、山莨菪碱和异丙托溴铵等。④钙拮抗剂：地尔硫卓、维拉帕米、硝苯地平口服或吸入，对运动性哮喘有较好效果。⑤肾上腺糖皮质激素。⑥色甘酸钠。⑦酮替芬：本品在发作期前2周服用，口服6周如无效可停用。

哮喘急性发作中医分型证治（详见后面章节）。

（3）促进排痰：①祛痰剂，溴己新或氯化铵合剂。②气雾吸入。③机械性排痰：在气雾湿化后，护理人员注意给病人翻身拍背，引流排痰，必要时可用导管协助吸痰。④积极控制感染。

（4）重症哮喘的处理：病情危重、病情复杂，必须及时合理抢救。

（5）缓解期治疗：目的是巩固疗效，防止或减少复发，改善呼吸功能。①脱敏疗法：针对过敏原做脱敏治疗可以减轻或减少哮喘发作。②色甘酸钠、必可酮雾化剂吸入、酮替酚口服，有较强的抗过敏作用，对外源性哮喘有较好的预防作用。其他如阿司咪唑、特非那定、曲尼斯特等均属 H_1 受体拮抗剂，且无中枢镇静作用，可作预防用药。③中医中药辨证施治。④增强体质，参加必要的体育锻炼，提高预防本病的卫生知识，稳定情绪等。

哮喘缓解期的中医分型证治（详见后面章节）。

32 哮喘发作时用药应注意哪些问题？

哮喘发作时用药应注意：

（1）肾上腺素类药物：异丙肾上腺素、肾上腺素等对心血管系统的副作用可有心动过速及心律失常；用量较大时可引起"闭锁综合征"，临床表现为程度不一的哮喘持续发作，对各种平喘药物产生抗药性；反复应用可产生耐药性。水剂肾上腺素还可以使血压升高。在哮喘同时合并有心血管症状明显者或哮喘缺氧严重者，皮下或肌内注射肾上腺素后可引起休克。

（2）选择性 β_2 受体兴奋剂：沙丁胺醇（万托林）的副作用较异丙肾上腺素为小，主要可有肌肉和手指震颤、心悸、头痛、恶心和失眠，高血压、甲状腺功能亢进等病人慎用；年老病人及对 β_2 受体兴奋剂敏感者应先以少量试用。

（3）阿托品类药物：如山莨菪碱、洋金花、异丙阿托品等用药后可有面部潮红、心跳加快、口干及瞳孔散大等症状。

（4）茶碱类药物：有氨茶碱、胆茶碱、喘定、复方长效茶碱、多索茶碱等，常见的不良反应有恶心、呕吐、头昏、心跳加快及中枢神经系统兴奋等。而喘定是茶碱的中性衍生物，作用较氨茶碱弱，但对胃的刺激性较小，口服易接受，哮喘伴心动过速者可首选本药。多索茶碱是新一代具有显著支气管扩张作用和抗炎作用的茶碱类药物，在茶碱的基础上增加了二氧戊环结构，其松弛支气管平滑肌痉挛的作用，较氨茶碱强十到十五倍，并且其腺苷受体阻断的作用仅是茶碱的十分之一。与氨茶碱相比，更少引起中枢、胃肠道、心血管等非外系统的不良反应。而且除了具有茶碱所拥有的抗炎，免疫调节，改善气道纤毛运动，增加膈肌收缩力作用之外，还具有独特的镇咳作用。因此，目前在临床上用多索茶碱比氨茶碱运用的更为广泛。

（5）激素使用不当可产生较多不良反应。

33

哮喘病人应用激素的指征有哪些?

哮喘病人应用激素的指标有:

①哮喘重症发作或持续状态;②近半年内曾每日应用相当于泼尼松 20 毫克或更多并连续 1 周以上,估计此次发病较重,可能会引起本身肾上腺皮质功能相对不全者;③慢性发作状态的哮喘,用其他平喘药效果不明显并已影响生活、工作者;④同时患有高血压及冠心病等,对已有的平喘药物,如交感神经 β_2 受体兴奋剂不能耐受而又有明显哮喘症状者。

有以上情况之一可考虑行激素治疗,切不可对初发或较轻的哮喘病人盲目使用激素。有些合并有肺结核或重度感染、糖尿病、溃疡病、骨质疏松、营养不良或伤口久未愈及早期妊娠的哮喘病人,医生应权衡应用激素对原有疾病及哮喘情况的利害关系而慎重考虑。如情况危急必须应用激素,则应在相应医疗措施保护下应用。

34

哮喘一定要长期使用糖皮质激素吗?

哮喘病人可以使用激素治疗,但不能长期使用糖皮质激素,在使用过程中应注意激素的应用特征,使用激素药物剂型,用药方法、剂量、时间等,尽量做到使哮喘症状得到控制而又不产生副作用。更不可对初发病人或病情较轻的哮喘病人盲目长期使用糖皮质激素。对合并有肺结核、重度感染、糖尿病、溃疡病、骨质疏松、营养不良或早期妊娠的哮喘病人,更应权衡利弊慎重考虑。如必须使用的,应在相应的医疗措施原则保护下实施。而且一般也多使用气雾剂/吸入剂。

35

哮喘病人需要吸氧吗?

氧气疗法是纠正缺氧的有效措施,可以解缓哮喘病人呼吸困难、发绀、心率增快、心慌胸闷等症状。所以哮喘病人是需要吸氧的。但在吸氧时要注意氧气的

老中医教你如何养好哮喘病

湿化，吸氧时，氧气湿化瓶需加适量水，水温以 50℃～70℃ 为宜，使病人吸入的是氧气和水蒸气的混合气体，尤其是在吸高浓度氧时，更需要湿化。吸氧需要注意观察病情变化，谨防鼻导管堵塞。给氧的鼻导管及湿化瓶要定期消毒和更换，严防感染。要注意严格执行操作规范，注意安全。

36 偏方可以治愈哮喘吗？

哮喘是一种慢性气道炎症性疾病。慢性炎症形成后气道常常成高反应性，当接触到多种特异性诱发因素，如动物、烟尘、花粉等会造成哮喘发作。民间有一些偏方，对其个体病人可能有一定效果，但目前在临床上和学术界还没有哪个验方被公认为可以治愈哮喘，更何况哮喘病人还存在个体化的情况。每个病人哮喘发作的情况和诱发因素各不相同，所以哮喘病人最好到正规医院进行系统规范的治疗。

37 哮喘急性发作期怎么处理？

哮喘急性发作，通常是在接触过敏原或刺激性吸入物之后突然起病。轻者发作几分钟，重者发作几个小时，有的在睡眠中惊醒发作，不一定在半夜，有的在凌晨 3～4 时，有的在午睡后发生，没有一定的规律性，因此急性发作时，尤其是重度发作时应及时到医院就诊及时规范的处理。如呼吸困难较重者，可吸入支气管舒张剂后尽快到医院救治。

38 哮喘一定要长期使用抗过敏药物吗？

近年来发现许多新一代抗组胺药物也具有拮抗其他炎性介质的作用或肥大细胞膜保护作用，因此沿用已久的 H_1 受体拮抗剂或抗组胺药物的名称已不能全面而确切地反映这些抗组胺药物的真实面貌，所以近年来许多医生认为应称这类药物为抗变态反应药物，这可以更为全面地反映这类药的药理作用。根据我国多年来较为流行并被广泛认可的称"变态反应"为"过敏"的习惯用语，故我们在本书中将抗变态反应药物统称为抗过敏药物。近几年有关抗过敏药物白三烯受体拮抗剂（孟鲁司特），在治疗支气管哮喘的研究中也有很大进展，成为一类治疗支气管哮喘的新的具有拮抗气道变应性炎症的药。随着对支气管哮喘的炎症机制的阐明，已逐渐确立了以抗感染治疗为主、解痉治疗为辅的新的哮喘治疗原则。目前用于抗感染治疗的药物主要包括糖皮质激素和抗过敏药物两大类。由于全身使用糖皮质激素副作用很多，而吸入糖皮质激素副作用虽少，但长期使用难免会发生某些局部副作用和在大剂量吸入时所产生的对下丘脑-垂体-肾上腺皮质轴的轻度抑制副作用。而目前用于防治支气管哮喘的抗过敏药物则多无明显副作用，长期预防性给药也对人体无明显影响，因此近几年来许多临床医生（尤其是儿科医生）在给轻-中度支气管哮喘病人进行预防性治疗时常常选用抗过敏药物，只在抗过敏药物防治疗效不佳时才考虑吸入糖皮质激素或 β_2-肾上腺素受体激动剂等治疗。许多医生已把抗过敏药物视为治疗支气管哮喘的抗炎药物，并作为轻度哮喘的主要药物和中度支气管哮喘的重要辅助药物而在临床上广泛使用。

但要注意的是驾驶员最好不予选用，以免影响驾驶安全！

39

哮喘病人不宜服用哪些药物？

哮喘需要药物治疗，但哮喘病人在使用某些药物时也会诱发哮喘的发生。使用某些药物而引起哮喘临床上并不少见，因此对哮喘病人而言，要认真了解自己的药物过敏情况，并将此情况准确无误地告诉医生；还可将过敏药物的名称写在自己的病历卡上，并在每次服药和注射药物前再一次提醒医生和护士，尽量避免由于用药不当而诱发哮喘。

一般而言，容易引起哮喘发作的常用药物达百余种，最常见的有如下几类，如退热镇痛药阿司匹林、氨基比林、安乃近等；治心血管疾病药心得安、心得平、利血平、胍乙啶、心得舒等；抗生素类药青霉素、呋喃坦啶、环丙沙星等；生物制品丙种球蛋白、乙脑疫苗、牛痘疫苗等；临床用于辅助诊断的造影剂如碘油造影剂等；甚至用于治疗哮喘的平喘药，如色甘酸钠、异丙肾上腺素气雾剂，在喷入咽喉部后因刺激性太强，反而会使支气管痉挛更厉害，进而加重哮喘的病情。对此，哮喘病人和家属以及医生和护士都必须引起高度重视和警惕。

老中医教你如何养好哮喘病

40

为什么吸入疗法是治疗哮喘最理想的给药方法？

哮喘是一种慢性呼吸道疾病，但也可表现为急性发作或加重，其程度轻重不一，病情加重可在数小时内突然出现或数天内渐进式加重，偶尔亦可急剧发作而危及生命，故应及时正确判断病情，给予有效治疗。

治疗的目的在于尽快缓解哮喘症状，改善肺功能和纠正可能出现的低氧血症。治疗方法可通过口服、注射和吸入等方式给药。近年来，通过对哮喘发病机制的深入研究和新的认识，逐渐推荐吸入疗法为治疗哮喘急性发作的首选治疗，替代既往应用皮下注射肾上腺素或静脉注射氨茶碱的方法。

吸入治疗能使药物以较高浓度迅速直接到达局部气道，起作用快，而且所需药物剂量较小，故全身反应较轻，已作为治疗哮喘急性发作的最理想方法。多年来随着工具的改进，药物工艺的提高，此疗法的优点更逐渐为广大医生和病人所接受。

用作吸入疗法的药物主要包括两大类：一类是β受体肾上腺能激动剂，常用的有万托林、喘康速、氨哮素等；另一类是肾上腺皮质激素类，常用有丙酸倍氯米松和布地奈德。β受体激动剂可舒张呼吸道平滑肌，增加黏液纤毛清除功能，减少血管通透性，并调节肥大细胞及嗜碱粒细胞介质的释放。它主要有3种类型应用于临床：①气动气雾器，用压缩空气或氧气作为动力来喷射药物；②超声雾化，最适合于吸入疗法，但需特殊设备，且用药量最大；③手控定量气雾剂（MDI），瓶内装有药液和氟利昂抛射剂，配备定量阀门系统，容积小，可随身携带，使用方便。用前医务人员需指导病人正确使用，才能发挥应有疗效。

使用手控定量气雾剂多在3～4岁以上儿童。用前先将气雾瓶摇匀，以口唇将喷嘴紧紧包围，头稍向后仰，患儿先用力呼气，继之作慢而深的吸气，在吸气同时揿压气雾剂，此时有定量的药物喷出而被吸入气道；立即拔出喷嘴，紧闭口唇，屏气10秒钟，防止药物外逸。由于小儿自控能力较差，有时很难同步，故影响疗效。近年又推广两种措施：①储气罐，在患儿口唇和气雾器喷嘴之间加储气罐，使气雾器内药物先在罐内储存，而罐的吸嘴端装有单向阀门，让小儿口含吸嘴，多次吸入，可使药液到达下呼吸道，提高疗效；②用粉剂气雾剂配合一个碟盘式定量吸纳器，每次刺破一个药囊，患儿可自由呼吸，药粉随气流沉入下呼吸道而发挥作用。

随着对哮喘发病机制的新认识，证明哮喘是一种慢性非特异性炎症反应，而且炎症有构成气道高反应性的基础，故采用肾上腺素吸入治疗哮喘，可有效地减低气道高反应性，亦成为吸入治疗中的重要药物，对重症病人需要同时应用这两种吸入疗法。目前新一代长效 β_2 激动剂吸入治疗已在临床开始应用，药物作用维持 8~12 小时，更适用于防治夜间哮喘发作和清晨哮喘加剧者。

41 吸入激素会不会影响小儿的生长发育？

吸入激素是第一线治疗药物，吸入激素会不会影响孩子的生长发育？哮喘本身可引起生长缓慢和青春期延长，但目前还没有发现吸入性激素可能引起生长迟缓。吸入激素的量比起口服激素的量有巨大的差别，吸入激素的量大约只相当于口服剂量的 1/10~1/20，并且只是在口咽部，又通过漱口吐出去了，真正吸入人体内的少之又少。小儿哮喘病人吸气量弱，吸进的药剂总量对全身副作用很小，绝大多数患儿不会发生长不高、肥胖、多毛等现象。一些报道证明长期（5 年）吸入激素，每日 800 微克对身高没有明显影响。有报道提示吸入高剂量倍氯米松（BDP）很长时间对身高也没有影响。另外，大量研究也表明，吸入激素治疗哮喘不影响生长发育，家长大可不必担心。

42 儿童哮喘能自行缓解和治愈吗？

哮喘发作虽然不限年龄，但小儿哮喘的发病率会随年龄的增长而减少。国内学者曾随访婴幼儿喘息的转归，发现婴儿期的毛细支气管炎，69%~70%演变为哮喘性支气管炎，仅 26%~48.9%演变为哮喘，到 6 岁左右大部分哮喘（73.3%~77%）发作停止，约 1/4 左右还在反复发作。国外也有相似的情况，澳大利亚 1989 年有人报道，用吸入 7.8 微克分子的组胺使每秒钟用力呼气容积下降 20%，作为气道高反应的阳性指标，表示有气道高反应，对 8~14 岁学龄儿童作检查，随访 4 年，第 1 年 16.1%呈阳性，2 年后 8.8%呈阳性，4 年后 6.3%呈阳性。从上面国内外材料来看，小儿哮喘发病确实随着年龄增加而逐步减少。因此，在我国民间流传着这样的说法，认为小儿哮喘会自行缓解，不需正规和长期治疗也会自己好的。其实，这些说法显然是错误的，是片面的。喘息发作的年龄大小和预后的好坏是否有关系，目前还没有定论，但要注意哮喘发作中的"危险"因素。

（1）发作是否频繁：在某一时期内发作次数愈多预后愈差，例如在 10 岁时还在发生喘息，预后较差。有人指出在儿童期哮喘发作持续存在，仅有 20％到成年期不发哮喘。有人建议 14 岁的表面特征可作预示以后变化的良好指征，如果经常喘息，则 68％病人变成成人哮喘；如果在青春发育前期发作次数明显减少，则治疗措施可以适当减弱。

（2）哮喘病人的遗传特应性体质和发作严重程度常提示今后哮喘会持续发作和气道高反应也持续存在。

（3）肺功能较差预后也差：大部分小儿哮喘病人经治疗后能治愈，但如果发作次数频繁且顽固，尤其在 10 岁左右小儿更需积极长期治疗。"自行缓解和治愈的说法"只适用于一小部分病儿，如果不积极防治，会发展成慢性哮喘。但是如果在青春发育前（男孩 14 岁和女孩 12 岁）经积极、正确的治疗抑制哮喘 2 年不发，则可望在青春期终止其发作。

43

儿童如何预防哮喘？

儿童如何来预防哮喘的发作在衣食住行里均已提到过，下面再强调几点：

（1）积极预防和治疗呼吸道病毒或细菌感染

积极预防和治疗呼吸道病毒或细菌感染对于预防支气管哮喘的发作，尤其是预防婴幼儿哮喘和儿童哮喘是非常重要的，主要注意以下几个方面：

1）流感病毒、副流感病毒、呼吸道合胞病毒的流行时，哮喘病人应尽量避免去公共场所；

2）家人患有呼吸道感染时，应注意预防隔离；

3）家人有细胞免疫功能低下而成易感者时，应考虑采用免疫调节剂或免疫增强剂；

4）呼吸道感染时，应采取有效治疗措施，以免病毒或细菌进一步损害气道黏膜；

5）积极消除上呼吸道病灶（如鼻窦炎、慢性扁桃体炎和鼻炎等）；

6）避免淋雨、过度劳累、受凉等烈性刺激。

（2）避免有害气体和冷干空气刺激

哮喘病人应尽量避免接触可以诱发哮喘发作的刺激性气体等，主要注意避免以下有害气体和刺激物：

1）各种烟雾和烟尘包括香烟雾、煤烟、草木烟、烹调的油烟、蚊香烟和汽车废气等；

2）各种油漆、橡胶水、二甲苯、汽油等挥发性物质；

3）各种杀虫剂如 DDV、农药等；

4）煤气、液化气等；

5）香水、香味化妆品、发胶、樟脑、除臭剂和爽身粉等；

6）冷干空气等。

（3）注意饮食

支气管哮喘病人，特别是哮喘婴幼儿和哮喘儿童应注意饮食不当可以诱发哮喘发作，因此须注意以下几点：

1）应避免进食过咸或过甜的食物，这对于年龄小的病人尤为重要；

2）避免可能诱发哮喘的食物如鱼、虾、蟹、芝麻、牛奶、鸡蛋、鹅等，也就是中医所说的发物；

3）某些食物添加剂可以诱发哮喘，应注意避免。

（4）其他方面

哮喘病人还应避免强烈的精神刺激和剧烈运动，避免大笑、大哭、大喊等过度换气动作。在哮喘缓解期应注意加强体育锻炼、耐寒锻炼和耐力训练，以增强体质，加强机体对气候改变的适应能力。要注意避免工作紧张和精神压力，并注意通过适度休息来放松躯体。中老年哮喘病人还应进行调整呼吸锻炼如呼吸保健操，来提高呼吸效率。

（5）支气管哮喘的预防性治疗

1）特异性免疫治疗

特异性免疫治疗可以通过提高哮喘病人对变应原的耐受力来预防哮喘的发作，主要适用于已查明变应原的变应性哮喘病人，是目前唯一针对哮喘病因的预防性治疗措施，一般在应用 3 个月后才逐渐起到一定的预防效果。

2）哮喘菌苗注射

用常见的呼吸道寄生细菌（如甲型链球菌、奈瑟球菌、白色葡萄球菌等）制成灭活菌苗进行脱敏治疗，经过多次注射可使机体产生相关的特异性抗体，从而阻断 IgE 与肥大细胞的结合。目前该疗法用于预防内源性哮喘，应在发病季节前的缓解期进行，一般 8~10 周后才能逐渐出现预防效果。

3）色甘酸钠类药物

色甘酸钠不仅对预防变应性哮喘有效，对内源性哮喘、运动性哮喘、职业性哮喘也有较好的预防效果，目前主要用于轻度支气管哮喘的预防，应在哮喘缓解期主动连续用药。对于运动性哮喘或职业性哮喘应在运动或接触致喘因子前 15~30 分钟给药，色甘酸钠仅供吸入给药，口服无效。一般在应用 6~8 周后预防效果最好，详见色甘酸钠吸入疗法一章。

4）抗组胺药物

用于预防支气管哮喘的抗组胺药物约有十余种，这些药物以预防变应性哮喘效果最好。第二代抗组胺药物如赛特赞、特非那丁等多无嗜睡作用。应在有哮喘发作前兆时提前给药或在哮喘缓解期主动给药，对季节性哮喘可在发病季节来临前给药并连续使用才能达到预防效果。

5）中医中药治疗（哮喘缓解期中医分型证治，详见后面章节）

中医中药预防治疗是在哮喘的缓解期进行辨证施治，可以通过健脾补肺益肾的汤药、膏方等内服治疗，可通过穴位敷贴等外治的方法，还可以采取冬病夏治、冬令进补来达到预防哮喘发作的目的。

44

儿童哮喘影响生长发育吗？

一般来说，小儿哮喘的气道病变是可逆性的，部分患儿到青春期时，哮喘有自然愈合的倾向。如病情迁延而转变为慢性哮喘，就会影响患儿的生长发育。

呼吸困难、缺氧、不能安静地睡眠以及服用药物等综合因素，都会给儿童的智力发育带来很大的影响。而病情所致的烦躁不安、性格孤僻、自卑感等不良心理，也会影响小儿的身心健康。慢性哮喘的患儿，由于长期进食较少，尤其是家长对病儿过于溺爱，导致病儿任性、挑食及偏食，从而引起营养不良，导致生长发育迟缓，身材瘦弱矮小。病情严重者，可能由于肺气肿引起不同类型的胸廓畸形，有的胸骨下陷或胸骨下缘有一凹陷，较大的儿童则可能发展成胸骨外突——鸡胸。

当然，国内外研究者比较一致地认为，多数小儿期哮喘病人到青春发育期前后，会逐渐好转或停发。

45 听到哮鸣音就是哮喘吗？

哮鸣音是支气管哮喘的主要体征，但不是特异的。因为，哮鸣音的出现，仅表明支气管通畅性受到影响，除支气管哮喘外，其他如心力衰竭引起的心源性哮喘和慢性支气管炎急性发作，均可闻及满布全肺的哮鸣音。另外，在支气管腔内有肿物或有异物时，局部也会出现哮鸣音。

46 不典型哮喘有些什么表现？

支气管哮喘是一种常见的呼吸道系统疾病，典型病例诊断不难，但不典型哮喘常易误诊、误治，其主要表现如下：

（1）胸闷、气急。在病人受到某些过敏原如花粉、烟雾、挥发性气体等刺激后，仅仅出现胸闷气急，而无明显哮喘。

（2）慢性咳嗽。在感冒或受到某些过敏原刺激后，病人反复出现阵发性咳嗽、痰少，经过系统有效的抗感染治疗后，咳嗽仍难以停止，尤其是好发于晚间时，这类病人进行气道高反应性测定多为阳性，平喘药物治疗有效。

（3）一部分老年支气管哮喘病人，由于喘息时间较长，反复发作，导致肺气肿和继发肺内感染，急性发作时除喘息症状外，还伴有咳嗽、咳大量痰，易误诊为慢性喘息型支气管炎。临床工作中常遇到此种情况。

47 重症哮喘的诊断标准有哪些？

重症支气管哮喘病情凶险，治疗困难，并有可能危及病人生命，应提高认识，及时确诊，积极治疗。英国胸科协会将重症哮喘分为潜在的致命性哮喘和致命性哮喘两种，诊断标准如下：

（1）潜在的致命性哮喘：①喘息、气短明显，以至于病人不能说一句完整的话。②呼吸频率大于或等于 25 次/分钟。③心率持续大于或等于 110 次/分种。④呼气峰流速（PEF）小于预计值或者病前最佳值的 40%，或者绝对值小于 200 升/分钟。⑤呼气时，血压收缩压下降 10mmHg 以上。⑥辅助呼吸肌，如胸锁乳头肌、肋间内外肌等参与呼吸。

（2）致命性哮喘：①病人出现"静肺"，即支气管严重痉挛、几近闭塞，致使空气很难进出肺脏，听诊双肺呼吸音极弱，哮鸣音也随之减弱或消失。②全身大汗，发绀明显。③心率下降，心动过缓。④意识障碍，出现烦躁、谵妄、昏迷、大小便失禁。

重症哮喘临床表现较为复杂，往往缺乏典型哮喘的特征性，容易与其他类似哮喘的疾病相混淆。2020 中国哮喘指南提出：应明确是否属于重症哮喘；哮喘控制的标准应按照 GINA 的标准进行综合、全面的评估，以下几点为重症哮喘未控制的常见特征：①症状控制差：ACT≤19，或哮喘控制问卷（asthma control questionnale，ACQ）大于 1.5，或符合 GINA 定义的未控制；②频繁急性发作：前一年需要 2 次或以上连续使用全身性激素（每次 3d 以上）；③严重急性发作：前一年至少 1 次住院、进入 ICU 或需要机械通气；④持续性气流受限：尽管给予充分的支气管舒张剂治疗，仍存在持续的气流受限（FEV_1 占预计值%<80%，FEV_1/FVC<正常值下限）；⑤高剂量 ICS 或全身性激素（或其他生物制剂）可以维持控制，但只要激素减量哮喘就会加重。

48

重症哮喘的抢救包括哪些主要步骤？

重症支气管哮喘的抢救，必须争分夺秒、正确有力，以免延误病情，危及生命。主要步骤如下：

（1）迅速吸入高浓度氧气。

（2）尽快使用 β_2 受体激动剂（LABA），此类药物较多，可分为短效（维持时间 4~6 h）、长效（维持时间 10~12 h）以及超长效（维持时间 24 h）β_2 受体激动剂。长效制剂又可分为快速起效的 LABA（如福莫特罗、茚达特罗、维兰特罗及奥达特罗等）和缓慢起效的 LABA（如沙美特罗）。

（3）全身大剂量应用肾上腺皮质类固醇，重症哮喘通常需要使用大剂量 ICS（吸入性糖皮质激素），如：每日二丙酸倍氯米松>1000μg（标准颗粒 HFA）或>

400μg（超细颗粒 HFA）、布地奈德＞800μg（DPI）、丙酸氟替卡松＞500μg（DPI）。对于大剂量 ICS 维持治疗再联合其他控制药物仍未控制者，或反复急性发作的病人，建议加用小剂量口服激素（OCS）作为维持用药，推荐初始剂量：泼尼松片每日 0.5～0.8 mg/kg 体重，当哮喘症状控制并维持一段时间后，逐渐减少 OCS 剂量，并确定最低维持剂量（一般≤10 mg/d）长期口服治疗。推荐采用每天或隔天清晨顿服给药的方式，以减少副作用。

（4）ICS＋LABA 复合制剂：ICS＋LABA 具有协同的抗炎和平喘作用可获得相当于或优于加倍剂量 ICS 的疗效，并可增加病人的依从性、减少大剂量 ICS 的不良反应，尤其适合于中至重度慢性持续哮喘病人的长期治疗，低剂量 ICS＋福莫特罗复合制剂可作为按需使用药物，包括用于预防运动性哮喘。目前在我国临床上应用的 ICS＋LABA 复合制剂有不同规格的丙酸氟替卡松沙美特罗干粉剂、布地奈德福莫特罗干粉剂、丙酸倍氯米松福莫特罗气雾剂和糠酸氟替卡松维兰特罗干粉剂等。

（5）白三烯调节剂：包括白三烯受体拮抗剂（LTRA）和 5-脂氧合酶抑制剂，是 ICS 之外可单独应用的长期控制性药物之一，可作为轻度哮喘的替代治疗药物和中重度哮喘的联合用药。在我国主要使用 LTRA。LTRA 可减轻哮喘症状、改善肺功能、减少哮喘的恶化，但其抗炎作用不如 ICS。LTRA 服用方便，尤其适用于伴有过敏性鼻炎、阿司匹林哮喘、运动性哮喘病人的治疗，该药物在我国临床应用已有 20 多年，总体是安全、有效的。但是最近美国 FDA 发出警示，使用白三烯受体拮抗剂时要注意出现精神症状的不良反应。

（6）茶碱：具有舒张支气管平滑肌及强心、利尿、兴奋呼吸中枢和呼吸肌等作用，低浓度茶碱具有一定的抗炎作用。研究结果显示，茶碱的代谢有种族差异性，中国人与美国人相比，血浆药物分布浓度高，总清除率低。因此，中国人给予较小剂量的茶碱即可起到治疗作用。国内研究结果证实，小剂量茶碱联合激素治疗哮喘的作用与较高剂量激素疗法具有同等疗效，对下丘脑-垂体-肾上腺的抑制作用则较高剂量激素疗法弱。对吸入 ICS 或 ICS＋LABA 仍未控制的哮喘病人，可加用茶碱缓释剂维持治疗。

由于茶碱价格低廉，在我国广泛使用。茶碱的不良反应有恶心呕吐、心律失常、血压下降及多尿等，茶碱使用后血药浓度的个体差异大。多索茶碱的作用与氨茶碱相同，不良反应较轻。双羟丙茶碱的作用较弱，不良反应较少。生物靶向药物是近年来用于治疗重症哮喘新的药物。

（7）必要时行气管插管、机械通气治疗（见第49问）。

（8）综合治疗，包括抗感染、补液、纠正酸中毒及电解质紊乱、预防及治疗消化道出血、自发性气胸等。

49

机械通气法可以治疗哪些重症哮喘？

目前，机械通气是治疗重症哮喘急性发作的一种有效手段，在抢救病人、降低死亡率方面，起着药物无法取代的作用。国内外尚无统一的机械通气治疗重症哮喘的适应证标准，综合文献，凡有下述情况应积极行机械通气治疗：

（1）意识进行性恶化，出现谵妄、昏迷、大小便失禁。

（2）自主呼吸微弱，或者有呼吸暂停。

（3）呼吸肌衰竭，导致通气不足、二氧化碳潴留。

（4）经过积极、充分的药物治疗，病情仍呈进行性恶化。

在临床具体工作中，使用上述适应证标准时，一要灵活，强调对病情的动态观察；二可适当放宽，对预计不可避免需行机械通气治疗的病人，应争取早插管、早脱机、早恢复，以减少并发症，降低死亡率。

50

为什么用碳酸氢钠可以治疗哮喘持续状态？

在哮喘持续状态用激素等治疗无效时，可以考虑用碳酸氢钠。其原因是：①碳酸氢钠是治疗酸中毒的药物，由于纠正酸中毒而解除支气管痉挛；②酸中毒时，肾上腺素的反应性受到抑制，而碱性药物可以解除这种抑制；③哮喘持续状态时，其呼吸道阻塞可以影响通气功能，严重时出现二氧化碳潴留，导致酸中毒，而用碳酸氢钠治疗酸中毒后，可以恢复对支气管扩张药物的反应性，改善通气功能。因此，可与其他药物合并应用来治疗严重哮喘状态，特别是伴有呼吸性酸中毒或混合性酸中毒的病人。碳酸氢钠仅适用于难以控制的发作或用其他支气管扩张药、激素、抗生素控制感染无效者，尤其要参考动脉血气分析指标，不可滥用。常用5％碳酸氢钠200～300毫升，静脉注射，同时补钾，以免引起低钾，发生代谢性碱中毒。

51

哮喘病人能否用巴比妥类药物治疗？

治疗哮喘，通常应用茶碱类及拟交感类（麻黄碱）来解除支气管痉挛。由于拟交感药有时可产生中枢神经过度兴奋，为抑制兴奋，可用巴比妥类药物以起镇静作用。

巴比妥类是巴比妥酸衍化物，具有镇静作用。常用的有鲁米那、鲁米那钠、扑米酮等。其治疗哮喘的作用，可能为：①对抗拟交感药及氨茶碱等引起的中枢兴奋作用，如复方氨茶碱片中含有苯巴比妥。②可解除哮喘所致的焦虑，因后者可致病人过度换气，使病情加重。③因能减少呼吸道的兴奋性及缓解支气管平滑肌的痉挛，故哮喘病人有时使用巴比妥类药物配合治疗，可收到一定效果。

52

哮喘病人使用巴比妥类药物应注意些什么？

上问说了巴比妥类药物对某些哮喘病人有一定治疗效果，但若适应证掌握不严，剂量应用较大则会适得其反，甚至发生严重不良后果。因此使用时必须注意以下几点：①对较重的或年老体弱的哮喘病人，可能会导致致命的呼吸抑制；②原来对巴比妥类药物过敏病人，可是哮喘症状加重；③依赖激素治疗哮喘的病人使用巴比妥，会加速肝脏对激素的破坏，是临床症状恶化；④巴比妥类能产生依赖性、耐受性和习惯性；⑤巴比妥主要在肝脏氧化解毒，经肾排泄，在病人肝肾功能不全时，易发生积蓄中毒。因此，对哮喘病人应用此药，需要按照病情具体掌握，尤其病人自己不能随意服用，应在医生指导下使用。

如有下列情况，最好慎用或不用为宜：①严重哮喘或哮喘持续状态，特别是缺氧时；②伴有肺气肿，严重肺功能不全者；③痰较黏稠，排痰不畅的年老体弱者；④伴有肝肾功能不全者。

53

治疗哮喘为什么不宜长期使用异丙基肾上腺素？

异丙基肾上腺素（喘息定、治喘灵），是一种较强的支气管扩张药，临床常用其片剂于舌下含服，或气雾剂吸入治疗支气管哮喘。舌下给药后，经舌下静脉丛吸收，数分钟即可奏效；吸入气雾剂几乎立即生效，故使用很方便。但据国外资料证明，异丙基肾上腺素，是一种以兴奋 β 受体为主的拟肾上腺素药。这种受体分布于支气管和心脏等处，分布在支气管上的 β 受体又叫 β_2 受体，分布在心脏上的叫 β_1 受体。β_2 受体兴奋时，使支气管平滑肌扩张；β_1 受体兴奋，则表现为心跳有力，心率较快和心肌耗氧量增加。异丙基肾上腺素，对 β_1 和 β_2 受体都有较强的兴奋作用，用药后不仅能解除支气管痉挛缓解哮喘，而且也可兴奋心肌细胞产生心悸等副作用。自广泛应用异丙肾上腺素气雾剂后，有哮喘病人用后突然死亡，死亡率反较未用前升高，所以不宜长用。

54

哮喘的致死原因有哪些？如何预防？

近年来对哮喘发病机制的研究已有了很大进展，临床抗炎平喘治疗的方法和效果也有了很大的改进和提高。但据国内外文献报道，哮喘的死亡率却呈上升趋势，这已引起医学界的广泛关注。对哮喘致死病例的情况进行系统分析，发现可将其分为两种类型：（1）缓发持续型（致死哮喘Ⅰ型）：多为慢性哮喘病人，发作开始时病情未必严重，轻、中度哮喘占 50%，男性病人居多，因本人或家属忽视哮喘症状及严重性，或限于条件未能入院诊治，或由于治疗措施不力、长时间处于哮喘持续状态不能缓解，乃数日内死于呼吸衰竭或各种并发症；（2）突发急进型（致死哮喘Ⅱ型）：突然发作严重的气道阻塞，迅速出现昏迷、呼吸衰竭，甚至窒息，从发作至死亡 0.5～3 小时，甚至更短。

死亡原因大致可归纳为以下原因：①严重呼吸衰竭；②致命性心律失常；③心肌收缩带坏死；④滥用平喘药；⑤医源性肾上腺皮质功能衰竭；⑥其他因素：如持续支气管哮喘可并发张力性气胸、纵隔气肿、心包积气、肺水肿、急性呼吸衰竭等；⑦原因不明：也有部分病人难以找到致死的原因和诱因。

防治哮喘的原则是：①加强对"高危"病人的医疗监督、随访和管理。尤其是对既往有哮喘严重发作史、慢性呼吸衰竭或严重心肺疾病人，更应提高警惕。②对常规平喘治疗效果不佳，伴发心律失常、奇脉或严重心肌供血不足者，应及时寻找原因，加强支气管扩张治疗和纠正水电解质、酸碱失衡的综合治疗。及时发现气胸等并发症并采取相应措施。③一旦哮喘严重发作，应速送医院。并可在送医院之前就自行服用皮质激素。但应控制β受体激动剂和茶碱类药物的用量，避免过量中毒。④危重型哮喘有发生呼吸衰竭趋势或呼吸节律不稳、呼吸暂停或严重气道阻塞者，应立即行气管插管和机械通气，以维持气道的通畅和提供有效的呼吸支持。

55 哮喘的并发症有哪些？

哮喘是由多种细胞以及细胞组分参与的慢性气道炎症性疾病，是一种异质性疾病，具有不同的临床表型。它是一种与免疫功能障碍有关的呼吸系统疾病，就其发生发展来看，不仅与免疫系统、呼吸系统密切相关，对机体的各个系统都会产生重要影响而并发其他疾病。常见的并发症有：①呼吸系统：肺部感染、肺气肿和肺心病，自发性气胸（纵隔气肿）和肺不张、呼吸衰竭。②循环系统：心律失常，心脏骤停。③消化系统：主要是消化道出血，这与胃黏膜长期缺氧、血液循环差造成溃疡有关，或长期应用激素及氨茶碱等药物也会出现。此外，如有缺氧和二氧化碳潴留，血中胃泌素可能升高，也易发生胃黏膜溃疡、出血等。④其他：儿童发育不良及胸廓畸形。

综上所述，支气管哮喘不论在发作期或慢性阶段，都可能因各种并发症给病人带来更大的痛苦和危险，造成治疗上的困难，所以要及时治疗并积极预防。

56 什么是咳嗽变异性哮喘（CVA）？

咳嗽变异性哮喘就是哮喘，这已为大家认可，实际上应该说是一种较轻的早期的哮喘。由于不喘，所以有人称为不喘的哮喘或隐匿型、亚临床型哮喘等。也曾被称为过敏性咳嗽。只咳不喘为什么还定为哮喘呢？就是因为它有了哮喘的基本特征——气的变应性炎症和气道高反应性，用平喘药可有效地控制这些用抗感染药不能控制的咳嗽等症状。

CVA 是指以慢性咳嗽为唯一或主要临床表现，无明显喘息、气促等症状，但存在气道高反应性的一种不典型哮喘。国内外多项研究结果显示，CVA 是成人慢性咳嗽的常见病因，国内多中心调查结果显示其占慢性咳嗽病因的三分之一。

CVA 的主要表现为刺激性干咳，通常咳嗽较剧烈，夜间咳嗽为其重要特征。部分病人有季节性。在剧烈咳嗽时可伴有呼吸不畅、胸闷、呼吸困难等表现。常伴发过敏性鼻炎。感冒、异味、油烟和冷空气容易诱发或加重咳嗽，但此临床特点不具诊断价值。

支气管激发试验阳性是诊断 CVA 最重要的条件，但临床上亦要注意假阳性和假阴性的可能，需结合治疗反应，抗哮喘治疗有效才能确诊。近半数 CVA 病人存在小气道功能紊乱。绝大部分 CVA 病人诱导痰嗜酸粒细胞增加，少部分显著增加，但总体增高比例不如典型哮喘。嗜酸粒细胞性支气管炎有与 CVA 类似的临床表现、气道炎症和激素治疗反应，但无气道高反应性。临床上无法进行支气管激发试验的慢性咳嗽病人，无提示其他慢性咳嗽病因的特征，可考虑按 CVA 进行经验性治疗，但治疗无效时需进一步检查。某些气道内疾病如腺瘤、支气管结核有时亦存在反复咳嗽症状，可能会误诊为 CVA，临床上需注意鉴别。

CVA 的治疗原则与哮喘治疗相同，大多数病人 ICS 或 ICS＋LABA 治疗有效，治疗时间在 8 周以上。部分病人停药后可以复发，需要长期治疗。LTRA 治疗有效。很少需要口服激素治疗，对于气道炎症严重的 CVA 或 ICS 治疗效果不佳时，可以考虑升级治疗，加用白三烯受体拮抗剂治疗，或短期使用中低剂量口服激素治疗。

CVA 为什么会出现只咳不喘呢？目前还不甚清楚，有人认为这些病人多属轻症早期，外来刺激还未达到足以引起喘息的量，或者与引起机体喘息的刺激物反应的阈值较高等有关。

这类病人的特点是：

（1）小儿期可见于任何年龄，成人则中年女性较多。

（2）家族过敏史和个人过敏史阳性率均多较高。

（3）发作多有一定季节性，以春秋季为主。

（4）咳嗽发作以夜间或晨起时较重，无发热、痰较少或无痰。多经较长时间抗感染治疗无效，活动或加重；咳嗽常反复或持续发作（成人 2 个月，小儿＞1 个月）。

（5）胸部 X 线检查：多无异常改变，支气管激发试验阳性，且 PEF 昼夜波动＞20％。

（6）对支气管扩张剂敏感：治疗一般用舒喘灵加酮替芬，如有效可支持诊断。少数效果差者可加用必可酮等局部激素吸入或服泼尼松等治疗，必要时还可联用异丙托品。

57 如何认识职业性哮喘？

职业性哮喘是一种与职业性吸入物密切相关的支气管哮喘。它的发病与工作场所、致敏物质、接触时间和吸入量多少有关。

易致哮喘的常见职业有：①与植物性尘埃有关的职业：锯木业、印刷业、谷物处理业、食品业。②与动物性尘埃有关的职业：兽医、驯兽师、动物饲养员。③接触药物的职业：制药工业、药房及医院工作。④工业行业：油漆、塑料、涂料工业、染料、金属冶炼及镀金。

目前已查明的职业性致喘物约有 200 多种，我国规定的职业性哮喘物名单有 5 类：异氰酸酯类、酸酐类、多胺类、铂复合盐、剑麻。

职业性哮喘通常应属于外源性哮喘的范畴，但由于职业性哮喘的病因较为复杂和发病机制有其特殊性，故临床上通常将其单独分型。职业性哮喘既有一般哮喘的特点，又具有其独特性，它是一种与职业性吸入物密切相关的疾病，确切的职业接触史是诊断本病的前提。

职业性哮喘的特点主要表现在如下几个方面：①有明确的职业性致喘物质；②复杂的发病机制；③发病与工作环境和接触时间有关；④病人往往具备特应性体质。

职业性哮喘经数月或数年潜伏期后，出现胸闷、气短、发作性哮喘，两肺哮鸣音，可伴有咳嗽、咳痰。脱离有害物质，症状可在短期内自行缓解；再次接触后，可再发。职业性哮喘的治疗与通常所说的哮喘相似，但最主要也是最关键的是必须脱离原有工作场所，并且确保不再接触致病的吸入物，特别是急性发作期应尽速脱离作业现场，对症治疗，如吸氧，给予平喘药、抗过敏药及中药等，必要时给予肾上腺糖皮质激素。慢性反复发作者，除给予以上处理外，尚需配合适当的支持治疗。同时应注意临床症状及体征的发生和发展规律，确立症状与职业因素的关系，进行必要的实验室检查，必要时可暂脱离原作业环境，或进行"脱离－恢复"试验，并对症治疗。

确立诊断后应立即调离原工作岗位，适当休息和治疗。恢复后可安排其他工作。对重度哮喘病人可考虑改变生活、工作环境，对症治疗，并根据健康状况，安排适宜的无害轻工作。

58 哮喘为什么特别容易在夜间发作？

哮喘常在夜间发生是哮喘病的临床特征之一。这种现象在慢性哮喘者更为多见。因此，病人本人以及哮喘患儿的家长千万注意！应该在家中备有哮喘的药物，如氨茶碱、喘定等。一定要备有万托林气雾剂，因为它起效快，服后2~5分钟内即可起到平喘效果。另外，要掌握这种药物的使用方法，以免急性发作时手忙脚乱，不知所措。如氨茶碱每次口服0.2克，喘定每次也是0.2克，两者可任选一种。

那么哮喘为什么多在夜间发作呢？其原因可能与哮喘病人的植物神经系统不稳定有关。在晚上迷走神经的兴奋性比较高，迷走神经兴奋后，支气管的黏液分泌就会增多，支气管的平滑肌痉挛，进而发生哮喘。另外，病人如还伴有鼻窦炎、上呼吸道感染或在他（她）的卧具中隐藏着像尘螨之类的过敏原，再加上工作特别疲劳，或者精神上受到过大的刺激，或者妇女正值月经期，这种种因素都会使哮喘病人在晚间发作。

59 怎样预防哮喘夜间发作？

哮喘夜间发作的预防：

（1）去除诱因，对因治疗：①避免接触过敏原。有的病人白天接触过敏原后，哮喘症状延迟至晚上发作；有的则对床褥、枕头里的羽绒或羽毛等过敏，于晚上睡觉时接触易诱发哮喘。②部分支气管哮喘病人伴有鼻窦炎、鼻腔充血，用抗炎、抗过敏治疗，对预防夜间哮喘有效。③胃食管反流者，常有胃部烧灼感，夜间醒来后口中有苦味，治疗方法包括抬高床头，睡前加服抗酸药，如甲氰咪呱、雷尼替丁。④多饮水，维持足够机体水分，晚上睡觉保持室内一定的温、湿度。

（2）调整用药，对症治疗：①调整平喘药的服药时间和间隔，临睡前加服。②可用长效茶碱，睡前一片。目前认为，茶碱类药是控制夜间哮喘最有效的药物。每晚1次，安全可靠。③痰喘星栓，每晚1枚塞肛，对部分夜间哮喘者，尤其是痰液多、咳嗽频繁的病人有效，但不宜用于有青光眼、前列腺肥大及痰液黏稠不易咯出的病人。④若上述方法仍不能预防夜间哮喘的发作，则应考虑下午或晚上加用肾上腺皮质类固醇药，如泼尼松龙等。

60 如何预防和减少月经性哮喘的发作？

预防和减少月经性哮喘发作的方法：

（1）加强身体锻炼，增强体质，改善机体的反应性。

（2）月经来潮时，要保持心情舒畅和情绪稳定，切勿恐惧、担忧和烦躁，否则易诱发哮喘或使哮喘加重，并形成恶性循环。

（3）有月经失调者应去医院医治。月经期前容易发作哮喘的妇女，可以在周期性哮喘发作前数天，口服酮替芬，每天2次，每次1毫克。若月经期前有胸闷等哮喘发作先兆时，可采用静坐，全身放松，情绪安定，饮热水一杯，或稍许用些支气管舒张药，如异丙肾上腺素（喘息定）气雾剂喷吸2~3次，往往可阻止哮喘的发作。

61 支气管哮喘伴高血压时如何进行药物治疗？

支气管哮喘伴发高血压的频率，国外文献报告为 6.8% ~ 76.3%，有些病人可能是两种独立病理过程的结合，也有些病人的高血压可能由哮喘引起，如因缺氧、变态反应致血管活性物质的代谢障碍，或因长期服用皮质激素和拟交感胺类药物而致症状性高血压。要严格区分这两种情况有时并非容易。哮喘伴高血压时，其药物治疗的危险性倍增，因此应尽力采取预防措施和非药物疗法。大多数平喘药物可影响血压。β_2受体高选择性药物对心血管的影响较小，可以气雾吸入，也可谨慎地口服，但应用过程中观察血压和心脏情况。正常血压者口服茶碱对血压影响不大，但某些高血压病人加用茶碱后，对高血压的控制可发生困难。大剂量激素疗法可引起水盐代谢改变，加剧高血压。但如改为泼尼松隔日疗法即可减少这种不良后果。气雾吸入局部作用的激素却一般不会影响血压。抗胆碱能类药物气雾给予也不会影响血压，较大剂量全身给药可引起轻度血压升高，而过量时易于发生低血压。既有支气管舒张作用，又有降血压作用的药物是钙离子拮抗剂，如硝苯地平等，是哮喘伴高血压病人的较理想药物。

62

哮喘病人需手术时如何处理？

哮喘病人的气流阻塞、上呼吸道的黏液分泌增多和气道的高反应性易使其在术中、术后出现呼吸系统并发症。其发生率与手术时哮喘的严重程度、手术类型、麻醉方式等因素密切相关。其中以气管插管下全身麻醉，胸腔和上腹部手术发生率最高。此外，哮喘的发生也会影响手术操作和术后的恢复，因此需进行手术的病人应给予平喘药物，力争将症状控制于理想状态。术前进行肺功能检测，若 FEV_1 ＜预计值的 80％，则需激素治疗以减轻气流阻塞。术前 6 个月内有激素全身治疗史者，术中需用激素（如氢化考的松 100 毫克静脉滴注，每 8 小时 1次），术后 24 小时内迅速减量，以免影响伤口愈合。

63

精神紧张或受到惊吓也会引发哮喘吗？

在现实生活中，我们可能会遇到一些"奇怪"的哮喘病人。一位医生曾劝导他的病人避免或少接触鲜花，某日去医院就诊其他疾病时，他无意发现座位后的桌子上有一盆鲜花，即可出现气喘离座而去。后来，当家里人告诉他那是一盆人造绢花时，哮喘就很快平息了。这是一个典型的受到精神惊吓后诱发哮喘的病例。有些哮喘病人的病情在很稳定的情况下，由于情绪的激烈变化、精神紧张、焦虑、忧郁或者突然受到惊吓时极度恐惧，甚至大哭、大笑而诱发哮喘发作。有个别病人看到别人哮喘发作时的痛苦症状，也会跟着出现哮喘。

那么精神因素与哮喘的发作有什么关系呢？精神因素的影响大多发生在哮喘常年发作的病人身上，他们的呼吸道敏感性较高，同样，他们的神经系统过于敏感，对外界刺激有较高的敏感性。而这些病人的心理素质也比较差，由于哮喘反复发作，或多或少留下自卑心理和畏病疑病心理，稍有意外刺激极易诱发哮喘。反之，良好的情绪可起到抑制疾病的发作。如有些病人在初感胸闷气憋时，立刻放松静坐或缓慢轻轻地进行深呼吸。总之，情绪稳定，可以起到阻止哮喘发生的作用。因此告诫哮喘病人，要培养良好的心态和情绪。

64 哮喘发作时怎样并发肺部感染？

哮喘急性发作时，支气管痉挛，痰液黏稠，引流不畅，使病原体容易在肺内滞留、繁殖，导致肺部感染。重症哮喘行气管插管机械通气治疗时，病原体更易经气管插管侵入肺部，引起感染。另外，激素依赖型支气管哮喘病人，由于长期、大量应用肾上腺皮质激素，降低人体抵抗能力，也易继发肺部感染。此时，除喘息症状外，病人咳嗽加重，痰量增多，痰黄黏稠，体温及血常规相关指标升高，治疗上除解痉平喘外，有效的抗生素治疗是必不可少的。

65 哮喘发作时怎样并发肺不张？怎样治疗？

哮喘急性发作时，由于支气管黏膜水肿、平滑肌收缩，使支气管管腔变窄，同时，由于剧烈喘息，呼吸频率快，丧失水分过多，机体脱水，或者由于并发肺部感染，使痰量增多，痰液黏稠形成痰栓堵塞支气管而形成肺不张。因阻塞部位的不同，可引起相应的肺段不张、肺叶不张甚至全肺不张。

支气管哮喘并发肺不张的治疗，应以预防为主，综合治疗。具体方法有：积极补液，防止脱水；翻身叩背，雾化吸入；有效消炎，促进排痰。经过上述处理若仍无效，则可考虑使用纤维支气管镜吸出痰栓，使肺复张充气。

66

哮喘发作会引起自发性气胸吗？有何表现？

长期哮喘病人，多并发肺气肿，肺大泡形成。当哮喘急性发作时，支气管严重痉挛，空气吸入后不能充分、适时呼出，加上辅助呼吸肌参与，肺泡内压急剧升高，而使肺泡、肺大泡破裂，空气进入胸腔，形成自发性气胸。此时，病人呼吸困难更加严重，大汗，口唇发绀，气管向健侧移位，病人肋间隙饱满，叩诊呈鼓音，呼吸音消失，重症病人可迅速出现呼吸衰竭、意识丧失、大小便失禁。胸穿抽气或胸腔闭式引流，可迅速缓解症状。

67

哮喘发作会引起纵隔气肿和皮下气肿吗？怎样诊治？

哮喘急性发作时，肺泡内压升高，致使肺泡破裂，逸出的气体进入肺间质，再沿血管鞘进入纵隔，形成纵隔气肿。有时，纵隔内气体也会沿着筋膜而进入颈部皮下组织，甚至进入胸部和腹部皮下组织，形成皮下气肿，触之如握雪感。

纵隔气肿轻者无任何不适，重者则因气体压迫纵隔内大血管，出现胸骨后疼痛、气短、发绀和低血压。体征有：心浊音界变小或消失，心音遥远，纵隔区可听到粗糙的、与心脏收缩期一致的破裂音（Hamman 氏征），胸部 X 线检查于纵隔旁和心缘旁可见透明带。轻症病人可不行特殊治疗，气体可自行吸收；重症病人可行皮下切开排气，以及吸入 95% 氧气，提高纵隔、皮下气体的氧浓度，加快气体吸收。

68

哮喘发作如何引起呼吸衰竭？

哮喘急性发作时，由于支气管痉挛，痰栓堵塞，引起肺内通气与血流比例失调。同时，由于膈肌负荷增加，久之则发生疲劳和衰竭，使通气动力下降，通气不足，出现缺氧和二氧化碳潴留，导致呼吸衰竭。病人表现为喘息明显，大汗、发绀、四肢冰凉、血压下降、呼吸微弱甚至暂停、神志不清、大小便失禁，动脉血气分析为严重的缺氧、二氧化碳潴留和酸中毒，$PaO_2 < 8.0kPa$（60mmHg），$PaCO_2 > 6.67kPa$（50mmHg）。支气管哮喘急性发作合并呼吸衰竭，属重症哮喘范畴，需立即救治。

69 哮喘发作中医分几个证型？

哮喘发作期中医分六个证型：冷哮证、热哮证、寒包热哮证、风痰哮证、虚哮证，另外还有喘脱急证。

70 冷哮中医如何诊治？

冷哮表现为喘鸣如水鸡声，呼吸急促，喘憋气道，胸膈满闷如塞，咳不甚，痰少呕吐不爽，色白而多泡沫，口不渴或渴喜热饮，形寒怕冷，天冷或受寒当发，面色青晦，舌苔白滑，脉弦紧或浮紧。羔由寒痰浮肺，遇感触发，痰升气阻，肺失宣畅所致。治宜宣肺散寒，化痰平喘。代表方剂：射干麻黄汤或小青龙汤加减。常用药：麻黄、射干宣肺平喘，化痰利咽；干姜、细辛、半夏温肺化饮降逆；紫菀、款冬化痰止咳；五味子收敛肺气；大枣、甘草和中。

71 热哮中医如何诊治？

热哮表现为喉痰鸣如吼，喘而气粗息涌，胸高胁胀，咳呛阵作，咳痰色黄或白，黏浊稠厚，排吐不利，口苦，口渴喜饮，汗出，面赤，或有身热，甚至有好发于夏季者，舌苔黄腻，质红，脉滑数或弦滑。羔由痰热蕴肺，壅阻气道，肺失清肃所致。治宜清热宣肺，化痰宣喘。代表方剂：定喘汤或越婢加半夏汤加减。常用药：麻黄宣肺平喘；黄芩、桑白皮清热肃肺；杏仁、半夏、款冬、苏子化痰降逆；白果敛肺，并防麻黄过克耗散；甘草调和诸药。

老中医教你如何养好哮喘病

72

寒包热哮中医如何诊治？

寒包热哮表现为喉中哮鸣有声，胸膈烦闷，呼吸急促，喘咳气逆，咳痰不爽，痰黏色黄，或黄白相间，烦躁，发热，恶寒，无汗，身痛，口干欲饮，大便偏干，舌苔白腻旱黄，舌尖边红，脉弦紧。证属痰热壅肺，重感风寒，客寒包火，肺火宣降。治宜解表散寒，清化痰热。代表方剂：小青龙加石膏汤或厚朴麻黄汤加减。常用药：麻黄散寒解表，宣肺平喘，石膏清泄肺热，二药相合，辛凉配伍，外散风寒，内清里热；厚朴、杏仁平喘止咳；生姜、半夏化痰降逆；甘草、大枣调和诸药。

73

风痰哮证中医如何诊治？

风痰哮证表现为喉中痰涎壅盛，声如拽锯，或鸣声如吹哨笛，喘急胸满，但坐不得卧，咳痰黏腻难出，或白色泡沫样痰液，无明显寒热倾向，面色青黯，起病为急，常倏忽来去，发前自觉鼻、咽、眼直发痒，喷嚏，鼻塞，流涕，胸部憋塞，随之迅即发作，舌苔厚浊，脉滑实。恙由痰浊伏肺，风邪引触，肺气郁闭，升降失司所致。治宜祛风涤痰，降气平喘。代表方：三子养亲汤加减。常用药物：白芥子温肺利气涤痰；苏子降气化痰，止咳平喘；莱菔子行气祛痰；麻黄宣肺平喘；杏仁、僵蚕祛风化痰；厚朴、半夏、陈皮降气化痰；茯苓健脾化痰。

74

虚哮证中医如何诊治？

虚哮证表现为喉中哮鸣如鼾，声低，其短息粗，动则喘甚，发作频繁，甚则持续喘哮，口唇、爪甲青紫，咳痰无力，痰涎清稀或质黏起沫，脸色苍白或颧红唇紫，口不渴或咽干口渴，形寒肢冷或烦热，舌质淡或偏红，或紫黯，脉沉细回细数。恙由哮病久发，痰气淤阻，肺肾两虚，摄纳失常所致。治宜补肺纳肾，降气化痰。代表方剂：平喘固本汤加减。常用药物：党参、黄芪补益肺气；胡桃肉、沉香、脐带、冬虫夏草、五味子补肾纳气；苏子、半夏、款冬、橘皮降气化痰。

75

哮喘发生喘脱危证怎么办？

哮喘反复久发，可发生喘脱危证。表现为喘息鼻煽，张口抬肩，气息短促，烦躁，昏蒙，面青，四肢厥冷汗出如油，脉细数不清，或浮大无根，舌质青黯，苔腻或滑。盖由痰湿壅盛，上蒙清窍，肺肾两虚，气阴耗伤，心肾阳衰所致。治宜补肺纳肾，扶正固脱。代表方剂：回阳急救汤合生脉饮加减。前者长于回阳救逆，后者重在益气养阴。常用药物人参、附子、甘草益气回阳；山萸肉、五味子、麦冬固阴救脱；龙骨、牡蛎敛汗固脱；冬虫夏草、蛤蚧纳气归肾。如喘急面青、躁烦不安，汗出肢冷，舌淡紫，脉细，另合黑锡丹镇纳虚阳，温肾平喘固脱，每次服用3g～4.5g，温水送下。阳虚甚，气息微弱，汗出肢冷，舌淡，脉沉细，加肉桂、干姜回阳固脱，气息急促，心烦内热，汗出黏手，口干舌红，脉沉细数加生地、玉竹养阴救脱，人参改为西洋参。喘脱危证要结合现代医学治疗。

76

哮喘缓解期中医分几个证型？

哮喘缓解期中医可分肺脾气虚证和肺肾两虚证两个证型。但在临床实际中也常见肺脾肾三脏具虚者，故治疗常首用健脾补肺益肾的方法。

77

哮喘肺脾气虚证中医如何诊治？

肺脾气虚表现为气短声低，喉中时有轻度哮鸣，痰多质稀，色白，自汗，怕风，常易感冒，倦怠无力，食少便溏，舌质淡，苔白，脉细弱。盖由哮病日久，肺虚不能乏力，脾虚健运无权，气不化津，痰饮蕴肺，肺气上逆所致。治宜健脾益气，补土生金。代表方剂：六君子汤加减。常用药物党参、白术健脾益气；山药、薏仁、茯苓甘淡补脾；法半夏、橘皮燥湿化痰；五味子敛肺气；甘草补气调中。

78

哮喘肺肾两虚证中医如何诊治？

肺肾两虚证表现为短期息促，动则为甚，吸气不利，咳痰质黏起沫，脑转耳鸣，腰酸腿软，心慌，不耐劳累，或五心烦热，颧红，口干，舌质红少苔，脉细数；或畏寒肢冷，面色苍白，舌苔淡白，质胖，脉沉细。羔有哮病久发，精气亏乏，肺肾摄纳失常，气不归原，津凝为痰所致。治宜不肺益肾。代表方剂参麦地黄汤合金水六君煎加减。常用药熟地黄、山萸肉、胡桃肉补肾纳气，人参、麦冬、五味子补益肺之气阴；茯苓、甘草益气健脾，半夏、陈皮理气化痰。肺气阴两虚为主者加黄芪、沙参、百合，肾阳虚为主病的酌加补骨脂、仙灵脾、鹿角胶、制附片、肉桂；肾阳虚为主者加生地黄、冬虫夏草。另可常服紫河车等补肾益精。

79

哮喘病人可以吃膏方吗？

膏方，又叫膏剂，以其剂型为名，属于中医里丸、散、膏、丹、酒、露、汤、锭八种剂型之一。从作用方面看，以滋养膏润为长。膏剂有外敷和内服两种，外敷膏剂是中医外治法中常用药物剂型，内服膏剂，后来又称为膏方，因其起到滋补作用，也有人称其为滋补药，广泛地使用于内、外、妇、儿、骨伤、眼耳口鼻等科疾患及大病后体虚者。膏方是一种具有高级营养滋补和治疗预防综合作用的成药。它是在大型复方汤剂的基础上，根据人的不同体质、不同临床表现而确立不同处方，药材用水反复煎煮经浓煎后掺入某些辅料而制成的一种稠厚状半流质或冻状剂型。膏方的作用有补虚扶弱、抗衰延年、防病治病、纠正亚健康状态等，而且是根据病人的具体情况，进行辨证制订不同的治疗计划，配伍选药进行组方。在目前西医对支气管哮喘的治疗尚无"治本"措施的今天，中医膏方是无疑是提高病人御病能力，调节病人机体免疫力的重要手段。所以，哮喘病人可以吃膏方。也可以说中医膏方是支气管哮喘缓解期"治本"治疗的好方法。

80

中药可以代替 β 受体激动剂治疗吗?

就目前我国对哮喘的治疗一般而言,有单纯性西药治疗、单纯中医治疗和中西医结合治疗等治疗方法。西医缓解哮喘急性发作和抗气道炎症方法已经取得明显疗效。特别是 β 受体激动剂,在控制哮喘急性发作上成为首选药物,是目前临床应用较广、种类较多的支气管解痉剂。临床平喘疗效优于其他平喘药物,包括中药方剂及单味中药。而中药则是在哮喘缓解期可以很好地发挥扶正的"治本"作用。而在急性发作期特别是重症哮喘,中药不可以代替 β 受体激动剂,但可以通过辨证施治与 β 受体激动剂发挥协同作用。

81

中医治疗哮喘有哪些优势?

中医治疗哮喘有数千年历史,经验丰富,方法独特,理论已经形成独特体系。

(1)中医治哮喘讲究辨证施治:严格区分哮喘的病因和发病机制,注意哮喘病内在的微细差别,根据脏腑和身体阴阳、气血的寒热虚实的变化决定治疗方案,根据证型来施治。

(2)标本兼治,治疗彻底:急性发作期治疗,以肺为中心,改善症状;缓解期治本,以肺脾肾为中心而进行调理,以达扶正固本,补足正气,减少发作的目的。

(3)未病先治:预防为主,采用冬病夏治,冬令进补,防患于未然。

(4)中医中药治疗哮喘方法众多:中草药、针灸、气功、拔罐、割治、敷贴等疗法,各有功效,相互补充。

(5)副作用少:长期应用中药治疗,只要辨证准确,较少出现不良结果。

82

哮喘缓解期是否需要治疗?

哮喘是一种慢性反复发作的疾病,需长期治疗,过去大多数病人采取应急手段，只在哮喘发作时想起治疗，而在缓解期则不用任何药物，这样反复发作，久而久之引起肺气肿、肺源性心脏病等严重并发症。哮喘的现代治疗重点应放在缓解期，即奉行国际哮喘会议确定的以抗炎作为治疗哮喘的首要原则。通过缓解期的治疗，可增强体质、提高机体免疫力和长久的御病能力，彻底消除气道内的炎症，从而达到预防哮喘发作的目的。用于缓解期治疗的药物有三大类，包括色甘酸钠、呼吸道局部激素吸入剂及抗过敏药（如酮替芬等）；实践证明中医药在缓解期的治疗有很好的作用，可以起到减少发作、减轻发作，甚至控制发作的作用。用预防类药物治疗，开始时情况改善得很慢，通常要服用几个星期后，药物才能发挥最佳效用，预防类药物发挥作用虽慢，但对预防哮喘发作十分有效，必须坚持定时用药，这样才可延长哮喘的缓解期。

83 哮喘病人怎样进行生活护理？

哮喘病人病情很易反复，良好的生活护理不仅能保证治疗的顺利进行，而且能促进病情的尽快康复，尽量减少其反复。生活护理该怎样进行，包括医生、护士及病人的家属，都应该了解各种激发哮喘发作的因素、病人的药物或食物过敏史、精神因素及如何正确用药等。生活护理内容包括：室内的安排，饮食的安排，药物及氧气的应用，解除精神紧张，给予精神安慰。

哮喘的发作，虽然往往突然发生，但也有部分病人有先兆症状。因此，及时控制先兆症状可以避免哮喘的剧烈发作，用药及时有利于缓解症状。在家庭中，应备有一些常用的平喘药，如平喘气雾剂及口服药物，如喘定、沙丁胺醇、氨茶碱等。当病人出现哮喘的先兆症状时，或轻度发作者，应及时喷吸。每次揿 2～3 下，每日 4～6 次。如喷吸无效，可适当口服平喘药。不宜大量或多次喷吸，否则不但无明显效果，反而影响心脏的功能。

如有条件或经常反复发作的病人，家中最好进行家庭氧疗。

84 哮喘的饮食营养治疗原则是什么？

哮喘病人的饮食营养治疗原则是：

（1）支气管哮喘病人的饮食宜清淡，少刺激，不宜过饱、过咸、过甜，忌生冷、酒、辛辣等刺激性食物。

（2）过敏性体质者宜少食异性蛋白类食物，一旦发现某种食物确实可诱发病人支气管哮喘发病，应避免进食，宜多食植物性大豆蛋白，如豆类及豆制品等。

（3）饮食要保证各种营养素的充足和平衡，特别应增加抗氧化营养素如β-胡萝卜素，维生素 C、维生素 E 及微量元素硒等。抗氧化营养素可以清除氧自由基，减少氧自由基对组织的损伤，减少支气管微量元素硒的方法预防哮喘，可见到患儿发作次数减少，通气量增加。β-胡萝卜素，维生素 C、维生素 E 在新鲜蔬菜及水果中含量丰富，微量元素硒在海带、海蜇、大蒜中含量较丰富。

（4）防止呼吸道感染，调节免疫功能亦很重要，应注意季节性保暖，婴儿应以母乳为主，母乳中含分泌型免疫蛋白（SIgA）抗体，能增加呼吸道的抵抗力。

（5）经常吃食用菌类能调节免疫功能，如香菇、蘑菇分别含香菇多糖、蘑菇多糖，可以增强人体抵抗力，减少支气管哮喘的发作。

（6）哮喘病人急性发作时，以流质或半流质饮食为佳，调味宜清淡，尽量避免冷食、冷饮。饮食宜少吃多餐，不可过饱，很多发作是因过饱引起。此外，急性发作，尤其是哮喘持续状态的病人，因大量出汗，丢失了很多水分，易造成痰黏稠不易咯出而阻塞气道，加重喘息。因此，应当考虑水分的补充，每日饮水应达 2000 毫升以上；有条件时，参考血电解质变化，给予补液。发作期内，尽量不食鱼腥海味，特别对已知引起哮喘的食物更应禁止食用。

85

哮喘病人应该忌哪些食物？

哮喘病人往往因进食某类食品而引起哮喘发作，应禁食同类食物后，可明显缓解症状，所以哮喘病人的忌食是十分重要的。婴幼儿应对异性蛋白加以警惕，老年人应该少吃产生痰火的食物，如鸡蛋、肥肉、花生和油腻不容易消化的食物。除了忌食肯定会引起过敏或哮喘的食物以外，不应对其他食物忌口，以免失去应有的营养平衡。假如中医对发作的哮喘已辨证清楚属寒喘或热喘，则不食用相同性味的食物。若为热喘，不能吃热性食物，如羊肉、鹅肉、韭菜、姜、桂椒等辛辣物，而应多食偏凉的食物，如马兰头、芹菜、生梨、荸荠等，虾、蟹、海鲜也应忌食，菠菜、毛笋等应少吃。在哮喘发作时，还应少吃胀气或难消化的食物，如豆类、芋艿、山芋等，以避免腹胀压迫胸腔而加重呼吸困难。

86

中医对哮喘病人的饮食起居有何要求？

有些哮喘病的发作，是由于对某些食物或气味过敏引起，所以对这些过敏物质应避免食用及接触。平时的饮食，对腥咸海味、生冷油腻、辛辣刺激的食物要慎食，特别是在服用中药期间，对上述食物以不食用为好，应多食清淡蔬菜、豆制品、高蛋白食物。病人应多注意休息，在寒冷季节及天气骤然变冷的时候，要注意保暖以防冷空气的刺激而诱发哮喘。在精神上做到"恬淡虚无，精神内守"，以防七情内伤。即所谓喜伤心，忧伤肺，思伤脾，怒伤肝，惊恐伤肾，七情引起脏气不和，亦易诱发哮喘。要节制房事，以免伤精耗气，不利病体的恢复。哮喘病人在不发作的时候，更要注意积极做好预防治疗。同时要忌烟、酒。

87

过敏性鼻炎与哮喘有关系吗？

过敏性鼻炎与哮喘有着密切的关系。

过敏性鼻炎又称变态反应性鼻炎，和支气管哮喘同是以呼吸道变态反应病为主的典型病症，并且同以细胞（嗜酸细胞）浸润、容量血管扩张和由于血管通透性增加而致黏膜肿胀，渗出及分泌增加等为主要病理特征。过敏性鼻炎与哮喘常常有相同的致敏原激发，均属于Ⅰ型变态反应，多见于有家族性过敏史的人群。两者的区别在于过敏性鼻炎可继发鼻息肉；而支气管哮喘除支气管黏膜有变态反应性炎症表现之外，还伴有支气管平滑肌痉挛及呼吸道阻力增加的继发症。国内统计表明，变态反应性鼻炎的病人的支气管哮喘发病率大于60％，支气管哮喘病人中有变态反应性鼻炎者亦占56％～74％。病因学、发病学及病程变化诸多共同点说明，变态反应性鼻炎与支气管哮喘同是变态反应性疾病。变态反应若限于上呼吸道范围，病人出现鼻眼发痒、喷嚏、鼻塞、水样鼻分泌物涟涟等症状，即为常见的过敏性鼻炎、过敏性鼻窦炎；若伴有支气管平滑肌痉挛，小支气管呼吸阻力增大者，则为支气管哮喘。由此可见，过敏性鼻炎与支气管哮喘的关系比较密切，因此，应该积极预防与治疗过敏性鼻炎，以减少支气管哮喘的发病率。

88

常用治疗哮喘的中药有哪些?

常用治疗哮喘的中药有以下几类:

（1）止咳药物

宣肺止咳

此类药物适用于感受风邪、肺失肃降所致的咳嗽。临床上以咳嗽喉痒，苔白薄脉浮为特点，轻者常用杏仁、桔梗、前胡、紫苏、荆芥，重者常用紫菀、款冬花、百部、白前、满山红等。

温肺止咳

此类药物适用于感受寒邪或肺为寒饮所伤引起的咳嗽，临床上以咳嗽遇寒则甚，咯痰清稀为特点。常用者有干姜、细辛、白芥子等。

清肺止咳

此类药物适用于感受温邪，或肺热津伤所致的咳嗽。临床上以咳嗽咽红、痰黄脉数为特点。常用者有：贝母、枇杷叶、马兜铃、瓜蒌、梨、矮地茶、鱼腥草等。

敛肺止咳

此类药物适用于患病日久，肺气不敛之咳嗽。临床上以咳嗽频作，声音低怯，痰液稀少，气短自汗，咳时遗尿或矢气为特点。常用药物有乌梅、五味子、诃子、五倍子、罂粟壳等。

除上述之宣肺止咳、温肺止咳、清肺止咳、敛肺止咳药物外，不少平喘、化痰、养血、扶正药物如白果、牡荆、当归、沙参、麦冬、淫羊藿等，也具有止咳作用。在临床使用中，可依据病情需要而施。

（2）平喘药物

散寒平喘

此类药物适用于寒邪束肺，肺失肃降所致的哮证及喘息。临床上以喘急胸闷，喉中有哮鸣声，咯痰清稀，或兼咳嗽，恶寒头痛，脉象浮紧为特点。常用药物有麻黄、桂枝、洋金花、紫苏子。

清热平喘

此类药物适用于温邪袭肺，煎熬津液，致肺失肃降，而成哮证及喘息。临床上以喘息气粗，喉痛烦热，口渴喜冷，咳痰不利，舌苔黄腻或黄糙，舌质红，脉滑数为特点。常用药物有桑白皮、地龙、生石膏、马兜铃、枇杷叶、石苇、射干、广豆根等。

除上述之外，清热平喘之药物，尚有苦参、地骨皮、毛冬青等。

敛肺平喘

此类药物适应用久患喘咳的肺气不足，不能敛纳者。临床上以喘息动则加重、气短自汗、脉大无力为特点。常用药物有：胡颓叶、白果、千日红等。

（3）化痰药物

除湿化痰

此类药物适用于内外寒湿之邪伤及脾胃，脾湿生痰，循经犯肺，而致以咯痰量多、色白清稀为主症的疾患。临床上常兼见咳嗽或喘息，纳少、脘痞，舌苔白腻，脉象弦滑。常用药物有：茯苓、半夏、橘皮（陈皮）、南星、远志、石菖蒲、旋覆花、皂荚刺等。

蠲饮化痰

此类药物适用于脾脏不能制约水饮，肺失通调水道之职，痰饮之邪壅盛；或痰饮与水热之邪互结，三焦气化失常，以致出现咯痰量多，大便或小便秘涩，亦可伴有水肿者。临床兼症为：胸满腹胀，舌腻脉滑。常用药物有：车前草、葶苈子、商陆、泽漆等。

清热化痰

此类药物适用于痰热伏肺，黏着于肺系，甚则蒙蔽心包，致以痰黏量多，色黄难咯，神识恍惚为主症的疾患。临床常兼发热神烦、舌绛苔黄、脉象滑数。常用药物有：牛黄、猪胆、猴枣、天竺黄、竹沥、礞石、白毛夏枯草。

润燥化痰

此类药物适用于热灼肺金，肺燥津伤，致以痰液胶黏，难于咯出或痰如粉线为主症的疾患。临床上常兼见鼻燥咽干，口渴思饮，午后潮热，舌红少苔，脉象细数。常用药物有：南沙参、天冬、麦冬、知母、百合、玉竹、阿胶、凤凰衣、冬瓜子、橄榄等。

息风化痰

此类药物属于特殊化痰剂，适用于肝阳暴涨，风自内生，血随气逆，挟痰挟火；或外风伤及阳明经络与内聚之痰涎相合，而致出现以口眼歪斜、痰涎壅盛为主症的疾患。临床上常兼见突然昏仆，或半身不遂，或惊厥抽搐，舌腻脉滑。常用药物有：白附子、僵蚕、全蝎、珍珠等。它们虽非直接作用于呼吸系统，但在呼吸系统疾病兼见神经系统疾病并伴有痰涎增多者，投之常获较好疗效。

（4）调理气血药物

调理气血药物，包括理气、理血两大类，是呼吸系统疾病治疗中的常用辅助药物。其使用的中医依据是："肺主气""肺合大肠""心主血脉""肺朝百脉"，宗气"积于胸中，出循喉咙，以贯心脉，而行呼吸"。故肺病易于引起胸中气机失调，肺热郁闭易于产生肠间气机阻滞；温邪上受，首先犯肺，易于逆传心包而致营血受病；寒邪伤营也易因皮毛腠理紧束，而致肺气膹郁。因此，治疗呼吸系统疾病按传统说法为"肺"患病时，在组方中加入调理气血药物，常能提高临床疗效。近年来，关于肺动脉高压症的中药治疗研究表明，不少调血药物能够降低肺动脉高压，有助于慢性阻塞性肺疾病的病情逆转。这些成果，为今后研究中医调理气血药物在呼吸系统疾病的应用，展现了新的前景。

1）调气

此类药物适用于因外邪侵袭或内热痰浊壅滞，气机不畅，而致以胸部憋闷，胀满若不能容，呼吸气短，膨膨喘咳为主症的疾患。临床上常兼见两胁发胀，舌苔腻脉弦。常用药物有厚朴、枳壳、沉香、佛手、青皮、木香、甘松等。

2）理血

此类药物适用于寒热诸邪伤及心营，而致营血运行不畅，或痰郁化火，波及心营，影响血行者。临床常见爪甲面唇及舌质青紫，胸闷憋气，或刺痛连胁、神识恍惚、烦躁不安，脉细数、浮缓，或涩结等。常用药物有：桂枝、白芍、赤芍、当归、川芎、红花、桃仁之类。

（5）扶正药物

扶正药物，系指提高身体调节功能和抗病功能的药物，包括益气、养血、滋阴、助阳药物，是呼吸系统疾病治疗中又一类常用药物。这类药物的主要适应证，是肺部患病伤及正气所致的各种虚证，以及肺部疾病的康复治疗。依据《内经》《难经》："虚则补之""损其肺者益其气""损其肾者益其精"的原则，给予不同类别的扶正药物，常能收到提高机体免疫力，调整神经-内分泌功能，提高代谢水平，提高机体适应能力，延长疾病缓解期，防止呼吸系统疾病复发等效果。

1）益气、助阳药物

此类药物适用于因肺气虚而致的咳声低微，痰多清稀，面色㿠白，气短乏力，动则自汗，舌淡胖，右脉虚大或两手脉缓弱等症；或因肾阳不足，水寒射肺，及肾不纳气而致的咳喘气促，呼多吸少，腰腿酸软，形寒肢冷，或全身浮肿，舌淡，两尺脉弱诸症。常用的补气药物有人参、党参、黄芪、甘草、灵芝，助阳药物有破故纸、胡桃肉、仙灵脾、冬虫夏草等。

2）养血、滋阴药物

此类药物适用于因禀赋素弱，忧思恚怒，酒色劳倦，耗伤阴血，复感外邪，留而不去，致见咳嗽气喘，张口抬肩，头晕目眩，心悸怔忡，面色苍白，爪甲无华，舌淡脉细等症；或因温邪、痨虫、风燥伤及肺阴，阴液肺津受损，致见干咳无痰，或痰如粉线不易咯出，甚则咯血，潮热盗汗，舌红少苔，脉象细数等症。常用的养血药物有紫河车、阿胶、滋阴药物有麦冬、知母、百合、南沙参、北沙参等。

（6）清热药物

清热药物，系指性寒或凉，能起到降火、燥湿、凉血、中和机体内有毒物质作用的药物。这类药物的主要适应证，是肺部因外邪从皮毛或口鼻而入，内舍于肺，郁而化热，炼津成痰，致痰黄量多；或邪毒伤营，致肺脏肉腐成脓的一类疾病。依据《内经》"治温以热""热者寒之"的原则，给予不同类别的清热药物，可以起到抗致病微生物，消炎退热，提高机体非特异性免疫功能等作用。

清热药物在中医本草学中为一大类药物，品种繁多，适应范围广，特异性不强。与呼吸系统疾病治疗关系较密切的有黄芩、连翘、栀枝。具有清热降火效能，又有治咳喘药物尚有生石膏、知母、芦根、虎杖，具有清热燥湿效能，又有治咳喘药物尚有黄连、黄柏、秦皮、金龙胆草，具有清热凉血效能，又有治咳喘药物尚有地骨皮、毛冬青，具有清热解毒效能，又有治咳喘药物尚有鱼腥草、白毛夏枯草、广豆根、七叶一枝花、半边莲等。

89

中医治疗哮喘的常用方剂有哪些？

（1）麻黄汤（汉·《伤寒论》）

【组成】麻黄9g、桂枝6g、杏仁6g、甘草3g

【功效】祛风散寒，宣肺平喘。

【主治】主用于寒哮。

（2）小青龙汤（汉·《伤寒论》）

【组成】麻黄 9g、芍药 9g、细辛 3g、干姜 6g、甘草 6g、桂枝 9g、半夏 9g、五味子 6g

【功效】解表蠲饮，平喘止咳。

【主治】主用于寒哮。

（3）大青龙汤（汉·《伤寒论》）

【组成】麻黄 12g、桂枝 6g、甘草 6g、杏仁 6g、石膏 12g、生姜 9g、大枣 3 枚

【功效】宣肺发汗、清热除烦。

【主治】主用于寒喘。

（4）定喘汤（明·《摄生众妙方》）

【组成】白果 21 枚、麻黄 9g、黄芩 6g、款冬花 9g、桑白皮 9g、苏子 6g、半夏 9g、杏仁 4.5g、甘草 3g

【功效】宣肺平喘、清热化痰。

【主治】主用于热哮。

（5）麻杏石甘汤（汉·《伤寒论》）

【组成】麻黄 9g、杏仁 9g、石膏 18g、甘草 6g

【功效】清热、宣肺、平喘。

【主治】主用于热哮。

（6）玉屏风散（元·《丹溪心法》）

【组成】防风 30g、黄芪 30g、白术 60g

【用法】研末，每服 9g，加姜三片，煎服或冲服。

【功效】益气、固表、止汗。

【主治】用于哮喘病缓解期（肺虚型）。

（7）厚朴麻黄汤（汉·《金匮要略》）

【组成】厚朴 9g、麻黄 12g、石膏 50g、杏仁 10g、半夏 10g、干姜 6g、细辛 6g、小麦 30g、五味子 6g

【用法】加水 1200 毫升，先煮小麦熟，去渣，加药煎至 300 毫升，去渣，温服 100 毫升，每日三次。

老中医教你如何养好哮喘病

【功效】散寒祛饮、降逆清热。

【主治】哮喘，咳而火逆上气，胸满喉中不利，如水鸡声，其脉浮者。

（8）冷哮丸（清·《张氏医通》）

【组成】麻黄 30g、川乌 30g、细辛 30g、蜀椒 30g、白矾 30g、牙皂 30g、半夏 30g、胆南星 30g、杏仁 30g、甘草 30g、紫菀 60g、款冬花 60g

【用法】上药共为细末，姜汁调六曲末打糊为丸。每服 6g，日服 1～2 次。

【功效】温肺散寒，祛痰平喘。

【主治】主用于寒哮。

（9）固本咳喘片（中成药）

【组成】党参、白术（麸炒）、茯苓、麦冬、盐补骨脂、炙甘草、醋五味子。

【用法】口服。一日 3 次，一次 3 片。

【功效】益气固表、健脾补肾。

【主治】用于脾虚痰盛、肾气不固所致的哮喘、咳嗽、喘息性慢性支气管炎。

（10）蛤蚧定喘丸（中成药）

【组成】蛤蚧、鳖甲、黄连、黄芩、石膏、麦门冬、百合、紫菀、瓜蒌仁、紫苏子、麻黄、杏仁、甘草。

【用法】口服。一日 2 次，一次 5～6g。

【功效】滋阴润肺，止咳定喘。

【主治】哮喘（肺肾两虚型）。

（11）人参蛤蚧散（元·《卫生宝鉴》）

【组成】蛤蚧 1 对、杏仁 150g、甘草 150g、知母 60g、桑白皮 60g、人参 60g、茯苓 60g、贝母 60g

【用法】上药共研为末，每服 6g，日服 2 次。

【功效】补肺清热、化痰定喘。

【主治】哮喘（肺肾不足型）。

（12）金匮肾气丸（汉·《金匮要略》）

【组成】地黄 240g、山茱萸 120g、山药 120g、泽泻 90g、茯苓 90g、牡丹皮 90g、桂枝 30g、附子（炮）30g

【用法】上八味，为末，炼蜜和丸，如梧桐子大，每服 15 丸，一日 3 次。

【功效】温补肾气。

【主治】主用于哮喘缓解期（肾气不足型）。

（13）六味地黄丸（宋·《小儿药证直诀》）

【组成】地黄 24g、山茱萸 12g、山药 12g、泽泻 9g、牡丹皮 9g、茯苓 9g

【用法】上为末，炼蜜丸，如梧桐子大，成人每服 6～9g，空腹淡盐汤送下，小儿每服 1.5～3g，空腹温开水送下，每日 3 次。

【功效】滋养肾阴。

【主治】主用于哮喘缓解期（肾气不足型）。

（14）三子养亲汤（明·《韩氏医通》）

【组成】白芥子 6g、紫苏子 9g、莱菔子 9g

【用法】上三味，各洗净，微炒击碎。每剂不过 9g，布包，煮作汤饮，不宜煎熬太过。

【功效】温化痰饮、止咳平喘。

【主治】主用于老年性哮喘，咳嗽，气逆痰痞，胸闷，食呆难消，舌苔白腻，脉滑。

（15）哮喘片（中成药）

【组成】胆南星、石膏、甘草、洋金花、五味子、远志（制）、太子参、麻黄（蜜炙）

【功效】平喘、止咳、化痰。

【主治】镇咳定喘，消炎化痰。用于支气管哮喘，慢性咳嗽，气急。

【用法用量】口服，一次 2 片，一日 3 次；小儿酌减。

90 主编已经申请到的国家专利：《补肺止咳膏》

本人研制的《补肺止咳膏》由潞党参、炒白术、云茯苓、炙甘草、炙黄芪、淮山药、西当归、干地黄、炒白芍、南北沙参、天麦冬、陈皮、光杏仁、川百部、炙枇杷叶、法半夏、大贝母、五味子、蜂蜜、冰糖等药物组成。方解：本方为六君合四物化裁，其中参术苓草合黄芪、山药健脾补肺；归芍、地黄补血；南北沙参、天麦冬滋阴润肺，陈皮理气行滞防止碍胃，法半夏、贝母化痰止咳，五味子收敛肺气。可以用于哮喘、慢性支气管炎、慢性阻塞性肺病等反复发作性疾病的缓解期，这些疾病的后期常出现气血阴阳亏虚、脏腑俱损的情况，或多或少兼有咳嗽咯痰等症。故本方在补益的基础上，加用了止咳化痰之品。脾为后天之本、气血生化之源，大多数病人脾气虚弱，故补益剂中又以六君为主方，补中气健脾胃，脾气健则能补肺气之虚，此所谓"培土生金"。诸多药物制为膏方，服用简便，易于长期调补。在临床使用二十余年，取得了良好疗效。能够发挥健脾气、补肺气、益肾气、止咳化痰平喘的作用，起到了减少哮喘的发作，甚至不发作的作用，故推荐给大家。

借用"世界哮喘日"主题"哮喘是能够控制的"作为本书的结束语！

图书在版编目（ＣＩＰ）数据

老中医教你如何养好哮喘病 / 茆俊卿主编. — 长沙：
湖南科学技术出版社，2022.6

ISBN 978-7-5710-1571-8

Ⅰ．①老… Ⅱ．①茆… Ⅲ．①哮喘－中医治疗法Ⅳ．
①R256.12

中国版本图书馆 CIP 数据核字(2022)第 083244 号

LAO ZHONGYI JIAO NI RUHE YANGHAO XIAOCHUANBING
老中医教你如何养好哮喘病

主　　编：茆俊卿

出 版 人：潘晓山

责任编辑：王跃军　谢俊木子

出版发行：湖南科学技术出版社

社　　址：长沙市芙蓉中路一段 416 号泊富国际金融中心

网　　址：http://www.hnstp.com

湖南科学技术出版社天猫旗舰店网址：

　　　　http://hnkjcbs.tmall.com

邮购联系：0731-84375808

印　　刷：湖南省汇昌印务有限公司

　　　　（印装质量问题请直接与本厂联系）

厂　　址：长沙市望城区丁字湾街道兴城社区

邮　　编：410299

版　　次：2022 年 6 月第 1 版

印　　次：2022 年 6 月第 1 次印刷

开　　本：710mm×1000mm　1/16

印　　张：11.25

字　　数：190 千字

书　　号：ISBN 978-7-5710-1571-8

定　　价：49.00 元

（版权所有·翻印必究）